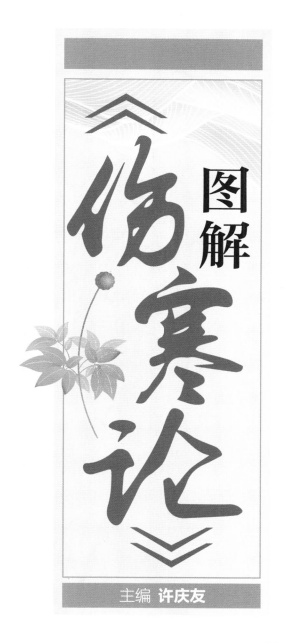

图解

《伤寒论》

主编 许庆友

江苏凤凰科学技术出版社·南京

图书在版编目（CIP）数据

图解《伤寒论》/ 许庆友主编 . -- 南京：江苏凤凰
科学技术出版社 , 2025. 1. -- ISBN 978-7-5713-4691-1

Ⅰ . R222.2-64

中国国家版本馆 CIP 数据核字第 2024ED6655 号

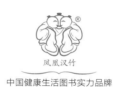

凤凰汉竹

中国健康生活图书实力品牌

图解《伤寒论》

主　　　编	许庆友
全 书 设 计	汉　竹
责 任 编 辑	刘玉锋　王　超
特 邀 编 辑	蒋静丽　石　秀　黄少泉
责 任 设 计	蒋佳佳
责 任 校 对	仲　敏
责 任 监 制	刘文洋

出 版 发 行	江苏凤凰科学技术出版社
出版社地址	南京市湖南路 1 号 A 楼，邮编：210009
出版社网址	http://www.pspress.cn
印　　　刷	苏州工业园区美柯乐制版印务有限责任公司

开　　　本	720 mm × 1 000 mm　1/16
印　　　张	14
字　　　数	280 000
版　　　次	2025 年 1 月第 1 版
印　　　次	2025 年 1 月第 1 次印刷

标 准 书 号	ISBN 978-7-5713-4691-1
定　　　价	42.00 元

图书如有印装质量问题，可向我社印务部调换。

主　编 **许庆友**
副主编 **王　筝　邢　丛　强盼盼**

导读

　　《伤寒论》是东汉医学家张仲景花费数年所作的一部临床医学经典著作，它确立了六经辨证体系，详细阐述了外感病各阶段的辨脉、审治、立方、用药规律等，并将方剂与病症一一对应，配伍明确，用药精准，被称为"众方之祖"。

　　本书在内容上以宋本《伤寒论》为底本，配以通俗易懂的白话注解，将原文内容全部收录；形式上，采取评析加思维导图的方式对内容进行总结，帮助读者更好地理解《伤寒论》的内容。对于汗法、吐法和下法的应用，书中以直观、简便的小结形式呈现，给读者更好的阅读体验。另外，本书增加了草药知识延伸板块，让读者在了解方剂的同时也能学习到中草药的知识，一举两得。通过本书，让喜欢中医的人学会辨证论治，懂经方、会开方。

用药剂量

依据东汉时质量换算。
1 斤 = 220 克
1 两 = 13.75 克
1 分 = 3.4375 克
1 铢 = 0.5729 克
1 累 = 0.05729 克
1 黍 = 0.005729 克
1 斗（质量）=10 升 =100 合 =180~300 克（不同药物量不等）
1 斗（容量）=10 升 =100 合 =2 000 毫升
1 方寸匕 =6~9 克
1 钱匕 =1.5~1.8 克（张仲景于方中言"钱"者，当指钱匕）
1 尺 =30 克（不同药物量不等）
鸡子大（即鸡蛋大小）=48~50 克
1 盏 =50~80 毫升

　　注：张仲景言几枚、几个等，均以实物折算为准。临床应用时要因人因地因时而异。

伤寒卒病论集①

论曰：余每览越人入虢之诊，望齐侯之色，未尝不慨然叹其才秀也。怪当今居世之士，曾不留神医药，精究方术，上以疗君亲之疾，下以救贫贱之厄，中以保身长全，以养其生，但竞逐荣势，企踵权豪，孜孜汲汲，惟名利是务，崇饰其末，忽弃其本，华其外而悴其内，皮之不存，毛将安附焉？卒然遭邪风之气，婴非常之疾，患及祸至，而方震栗，降志屈节，钦望巫祝，告穷归天，束手受败。赍百年之寿命，持至贵之重器，委付凡医，恣其所措。咄嗟呜呼！厥身已毙，神明消灭，变为异物，幽潜重泉，徒为啼泣。痛夫！举世昏迷，莫能觉悟，不惜其命，若是轻生，彼何荣势之云哉？而进不能爱人知人，退不能爱身知己，遇灾值祸，身居厄地，蒙蒙昧昧，惷若游魂。哀乎！趋世之士，驰竞浮华，不固根本，忘躯徇物，危若冰谷，至于是也！

余宗族素多，向余二百。建安纪年以来，犹未十稔，其死亡者，三分有二，伤寒十居其七。感往昔之沦丧，伤横夭之莫救，乃勤求古训，博采众方，撰用《素问》《九卷》《八十一难》《阴阳大论》《胎胪药录》，并平脉辨证，为《伤寒杂病论》，合十六卷。虽未能尽愈诸病，庶可以见病知源，若能寻余所集，思过半矣。

夫天布五行，以运万类，人禀五常，以有五脏。经络府俞，阴阳会通，玄冥幽微，变化难极。自非才高识妙，岂能探其理致哉！上古有神农、黄帝、岐伯、伯高、雷公、少俞、少师、仲文，中世有长桑、扁鹊，汉有公乘阳庆及仓公，下此以往，未之闻也。观今之医，不念思求经旨，以演其所知；各承家技，终始顺旧，省疾问病，务在口给；相对斯须，便处汤药；按寸不及尺，握手不及足；人迎趺阳，三部不参；动数发息，不满五十；短期未知决诊，九候曾无仿佛；明堂阙庭，尽不见察，所谓窥管而已。夫欲视死别生，实为难矣！

孔子云：生而知之者上，学则亚之。多闻博识，知之次也。余宿尚方术，请事斯语。

---

①《伤寒卒病论集》一般被称作"伤寒论序"。文中首先指出医药的重大作用，严肃批评士大夫轻视医药，务求名利而舍本逐末的错误倾向；其次说明撰写《伤寒杂病论》的原因、经过和愿望；最后告诫医生要重视医德修养，技术应精益求精，切忌故步自封，草率行事。

卷 一

卷 二

目 录

卷 三

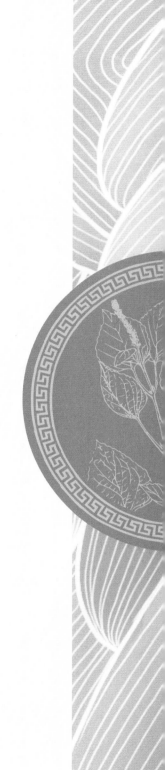

卷 四

辨太阳病脉证并治下第七 /96

卷 五

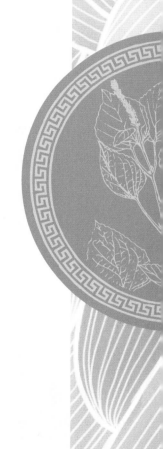

卷 六

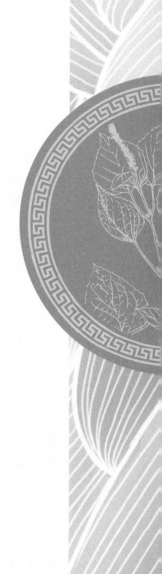

卷 七

附 录

《伤寒论》后序

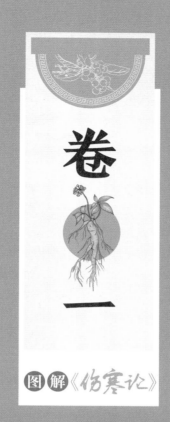

卷一

图解《伤寒论》

辨脉法第一

【原文】问曰：脉有阴阳，何谓也？答曰：凡脉大、浮、数、动、滑，此名阳也；脉沉、涩、弱、弦、微，此名阴也。凡阴病见阳脉者生，阳病见阴脉者死。

问曰：脉有阳结、阴结者，何以别之？答曰：其脉浮而数，能食，不大便者，此为实，名曰阳结也，期十七日当剧；其脉沉而迟，不能食，身体重，大便反硬，名曰阴结也，期十四日当剧。

问曰：病有洒淅恶寒①，而复发热者何？答曰：阴脉不足，阳往从之，阳脉不足，阴往乘之。曰：何谓阳不足？答曰：假令寸口脉微，名曰阳不足，阴气上入阳中，则洒淅恶寒也。曰：何谓阴不足？答曰：尺脉弱，名曰阴不足，阳气下陷入阴中，则发热也。

【译文】问：脉象有阴脉、阳脉之分，说的是什么意思呢？答：大体说来，凡脉象表现为大、浮、数、动、滑的，为有余之脉，属于阳脉；凡脉象沉、涩、弱、弦、微的，为不足之脉，属于阴脉。凡阴性病症出现阳脉的，这是正能胜邪，疾病易愈且预后良好；凡阳性病症出现阴脉的，这是正不胜邪，多属危候。

问：阳结和阴结的脉象有什么区别呢？答：患者的脉象浮且数，能饮食而大便秘结的，属于燥热实邪内结，名叫"阳结"，大约到发病的第十七天之后，病情便会加重。患者的脉象沉且迟，不能饮食且身体困重，大便反而硬结不通，属于阴寒实结，名叫"阴结"，大约到发病的第十四天，病情便会加重。

问：有一种病症，患者既有恶寒，又有发热，这是什么原因呢？答：阴不足，阴虚阳盛，所以发热；阳不足，阳虚阴盛，则生内寒。问：阳不足是什么意思？答：用脉象来举例，如果寸脉微，即为阳不足，阳虚则阴气上犯于阳，就会感觉到像冷水洒在身上一样寒冷。问：阴不足是什么意思？答：用脉象来举例，尺部脉弱，即为阴不足，阴不足便会导致阳气下陷于阴，就会发热。

①洒淅恶寒：形容恶寒如同冷水洒到身上一样。

【原文】 阳脉①浮，阴脉②弱者，则血虚，血虚则筋急也。其脉沉者，荣气微也。其脉浮，而汗出如流珠者，卫气衰也。荣气微者，加烧针，则血留不行，更发热而躁烦也。

脉蔼蔼如车盖者，名曰阳结也。脉累累如循长竿者，名曰阴结也。脉瞥瞥如羹上肥者，阳气微也。脉萦萦如蜘蛛丝者，阳气衰也。脉绵绵如泻漆之绝者，亡其血也。

脉来缓，时一止复来者，名曰结。脉来数，时一止复来者，名曰促。脉阳盛则促，阴盛则结，此皆病脉。

阴阳相搏，名曰动。阳动则汗出，阴动则发热。形冷恶寒者，此三焦伤也。若数脉见于关上，上下无头尾，如豆大，厥厥动摇者，名曰动也。

【译文】 寸脉浮、尺脉弱的，则是血虚，血虚导致筋脉失养，就会出现拘急。脉沉代表营气衰微。脉浮并且汗出不止的，代表卫气虚。对于营气衰微的患者，如果用火针治疗，就会导致阴伤，营血运行不畅，会加重发热并伴烦躁不安。

脉象盛大就像遮蔽车马的伞一样，为阳气偏胜所致，这便是阳结脉。阴气偏胜而导致脉象如强直且连绵不断的长竿一样，这是阴结脉。脉象如果轻浮于上，像菜汤上漂浮的油脂一样，说明阳气衰微。脉象极其细小，如蜘蛛丝一样，说明阳气衰败。脉象绵软无力，前大后小，就像倒油漆时，油漆快要流尽的样子，说明有失血。

脉搏跳动缓慢，时而停止时而复跳，称为"结脉"。脉搏跳动很快，并且时而停止时而复跳，称为"促脉"。脉促是阳气强盛所致，脉结是阴气强盛所致，这两者都是病脉。

阴气与阳气相互搏击，就会出现动脉。动脉见于寸部，就会见出汗；动脉见于尺部，就会见发热。不见出汗、发热，反而身体发凉而恶寒的，是三焦阳气受损的缘故。假如在关部见到数脉，而且上下无头无尾，如同豆大，摇动不定的，这就叫"动脉"。

①寸内为上，上为阳，所以寸脉是阳所管属，反映体内"阳"的部分，为"阳脉"。
②尺内为下，下为阴，所以尺脉是阴所管属，反映人体"阴"的部分，为"阴脉"。

【原文】阳脉浮大而濡，阴脉浮大而濡，阴脉与阳脉同等者，名曰缓也。

脉浮而紧者，名曰弦也。弦者，状如弓弦，按之不移也。脉紧者，如转索无常也。

脉弦而大，弦则为减，大则为芤，减则为寒，芤则为虚，寒虚相搏，此名为革，妇人则半产漏下，男子则亡血失精。

问曰：病有战而汗出，因得解者，何也？答曰：脉浮而紧，按之反芤，此为本虚，故当战而汗出也。其人本虚，是以发战，以脉浮，故当汗出而解也。若脉浮而数，按之不芤，此人本不虚，若欲自解，但汗出耳，不发战也。

问曰：病有不战而汗出解者，何也？答曰：脉大而浮数，故知不战汗出而解也。

【译文】寸脉浮大而柔软，尺脉浮大而柔软，尺脉与寸脉上下相等，没有偏胜，叫作"缓脉"。

脉象浮而紧的，叫作"弦脉"，切脉时手指像按在绷紧的弓弦上一样，脉不会左右移动。至于紧脉，按下去就像摸绞紧的绳索一样，会左右旋转。

脉象弦且大，但弦而无力，这说明阳气衰减，大而中空就是芤脉，阳气衰减则生里寒，脉见芤象则主血虚，里寒与血虚相兼，便是弦脉与芤脉并见，这叫作"革脉"。革脉见于妇女，主流产或崩漏下血；革脉见于男子，主失血或遗精、滑精。

问：为什么有的病症，先有寒战，后见出汗，出完汗后就随之而痊愈了呢？答：脉见浮而紧，重按却出现中空的芤脉，这说明正气原本虚衰，无力驱赶病邪，所以就见战汗[1]而驱赶病邪外出。患者正气原本虚衰，因此发生寒战；又因为脉见浮象主邪气在表，因此应当汗出病解。如果脉浮而数，重按有力，不见芤脉，这个患者的正气原本就不虚，如果有自己痊愈趋势的话，只是出汗罢了，不会战汗的。

问：有的病症，不寒战就可以汗出而自解，这是为什么？答：脉大有力而且浮数，提示患者正气不虚，足以驱赶病邪，所以不需要出现战汗就会痊愈。

---

①战汗：指先恶寒而后出汗的一种症状。

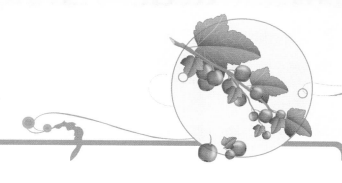

【原文】 问曰：病有不战不汗出而解者，何也？答曰：其脉自微，此以曾发汗、若吐、若下、若亡血，以内无津液，此阴阳自和，必自愈，故不战不汗出而解也。

问曰：伤寒三日，脉浮数而微，病人身凉和者，何也？答曰：此为欲解也，解以夜半。脉浮而解者，濈然汗出也；脉数而解者，必能食也；脉微而解者，必大汗出也。

问曰：脉病欲知愈未愈者，何以别之？答曰：寸口、关上、尺中三处，大小浮沉迟数同等，虽有寒热不解者，此脉阴阳为和平，虽剧当愈。

【译文】 问：为什么有的病症既不寒战，又不汗出，也能够痊愈？答：患者的脉象微弱，这是因为曾经用过发汗、涌吐或者攻下等治疗方法，或者是曾经失血，以致体内津液不足，但此时邪气已去，所以只要阴津、阳气能渐渐趋于和谐，病症必然会自愈。因此既没有寒战，又不汗出，病症也能痊愈。

问：患者患伤寒病已经三天，脉象浮数而微，身上不发热而且和畅舒适，这说明什么？答：这是病症将要痊愈的表现，时间多是在半夜。脉浮为主的患者，病症将要解除时，会连续不断地出汗，这是因为正气驱赶病邪于外；脉数为主的患者，病症将要解除时，大多食欲变好，这是因为胃气旺盛；脉微为主的患者，病症将要解除时，大多会出大汗。

问：以脉诊察疾病时，要想知道是否会痊愈，怎么判断呢？答：寸口、关上、尺中三部脉，如果大小、浮沉、迟数都相同，即使有恶寒、发热等症，但因为脉象已呈现出阴阳平和的状态，所以就算病情比较重，也会痊愈。

【原文】师曰：立夏得洪大脉，是其本位，其人病身体苦疼重者，须发其汗。若明日身不疼不重者，不须发汗。若汗濈濈自出者，明日便解矣。何以言之？立夏脉洪大，是其时脉，故使然也。四时仿此。

问曰：凡病欲知何时得，何时愈。答曰：假令夜半得病者，明日日中愈，日中得病者，夜半愈。何以言之？日中得病夜半愈者，以阳得阴则解也；夜半得病，明日日中愈者，以阴得阳则解也。

【译文】老师说：患者在立夏出现洪大脉，为夏季本应见到的脉象。此时，若患者出现身体疼痛沉重，必须用发汗法治疗；若第二天身体已经不痛不沉重了，则无须再发汗了；若全身畅汗者，第二天病就会解除。这是什么道理呢？因为立夏季节见脉象洪大，是夏季本脉。脉能应时，表示正气充足，能够顺应时令变化，故知道病当痊愈。

其他季节的脉象亦可依此类推。

问：怎样知道什么时间发病、什么时间痊愈呢？答：如果半夜得病的，第二天中午就可能痊愈；中午得病的，半夜就可能痊愈。为什么这样说呢？中午得病，半夜痊愈，是因为亢盛的阳气得到了阴气的调和；半夜得病，第二天中午痊愈，是因为阴寒之气得到了阳气的调和。

【原文】寸口脉浮为在表，沉为在里，数为在腑，迟为在脏。假令脉迟，此为在脏也。

趺阳脉①浮而涩，少阴脉如经者，其病在脾，法当下利。何以知之？若脉浮大者，气实血虚也。今趺阳脉浮而涩，故知脾气不足，胃气虚也。以少阴脉弦而浮才见，此为调脉，故称如经也。若反滑而数者，故知当屎脓也。

【译文】寸脉浮代表表证，脉沉代表里证，脉数是病在六腑，脉迟是病在五脏。如果见到迟脉，这就是病在五脏的反映。

趺阳脉浮而涩，少阴脉正常，这是疾病在脾，应该会出现腹泻。如何

得之？假如脉见浮大的，是气实而血虚。如今趺阳脉浮而涩，涩主气血亏虚，因此知道是脾气不足，胃气虚弱。少阴脉见弦而浮，这是调和无病的脉象。假如少阴脉反见滑而数的，则为火热内伤经脉，就要解脓血便了。

①趺阳脉：是切脉部位之一，属足阳明胃经。《伤寒论》原序中所说的"三部脉"是指人迎脉、寸口脉和趺阳脉。

【原文】寸口脉浮而紧，浮则为风，紧则为寒，风则伤卫，寒则伤荣，荣卫俱病，骨节烦疼，当发其汗也。

跌阳脉迟而缓，胃气如经也。跌阳脉浮而数，浮则伤胃，数则动脾，此非本病，医特下之所为也。荣卫内陷，其数先微[1]，脉反但浮，其人必大便硬，气噫[2]而除。何以言之？本以数脉动脾，其数先微，故知脾气不治，大便硬，气噫而除。今脉反浮，其数改微，邪气独留，心中则饥，邪热不杀谷，潮热发渴。数脉当迟缓，脉因前后度数如法，病者则饥，数脉不时，则生恶疮也。

【译文】寸口脉浮而紧，浮脉主风邪，紧脉为寒邪。浮紧同时出现，即为风寒袭表的征象，风邪伤卫气，寒邪伤营气。营气和卫气都受病，浑身关节就会烦痛，治疗就应当采用发汗的方法。

跌阳脉迟而缓，表明胃的功能正常。跌阳脉浮而数，出现浮脉是因胃气受伤，出现数脉是因脾气被扰，然而这不是脾胃本身有问题，而是由于医生误用攻下法所致的病变。误下伤中，荣卫之气内陷，数脉变微，但浮脉显著，患者必然出现大便硬结，嗳气后症状有所减缓。这一判断的依据是什么呢？因为跌阳脉数本与脾病有关，若脉见微数，故知脾的输运功能失常，而有大便硬结、得嗳气症减等症状。现在脉浮数甚，为邪气独留，虽有饥饿感，但邪热不能消化食物，里热伤津，导致潮热口渴。若数脉转变为迟缓，这是脉随病变，如果医生前后治疗得当，患者也就真正知饥能食。若数脉持续不变，就会发生恶疮。

---

[1] 文中"其数先微"与后文"其数改微"的"微"字，不是指脉微，而是对数脉程度的形容，"其数先微"，意谓脉不甚数，也就是微数；"其数改微"，意谓改掉了微，也就是脉数甚了。

[2] "噫"：同"嗳"，即"嗳气"。"气噫而除"指嗳气之后，胃脘痞满得以解除。

【原文】师曰：病人脉微而涩者，此为医所病也。大发其汗，又数大下之，其人亡血，病当恶寒，后乃发热，无休止时。夏月盛热，欲著^①复衣；冬月盛寒，欲裸其身。所以然者，阳微则恶寒，阴弱则发热，此医发其汗，使阳气微，又大下之，令阴气弱。五月之时，阳气在表，胃中虚冷，以阳气内微，不能胜冷，故欲著复衣。十一月之时，阳气在里，胃中烦热，以阴气内弱，不能胜热，故欲裸其身。又阴脉迟涩，故知亡血也。

【译文】老师说：患者脉见微而涩的情况，是被医生误治所造成的病症。误用发大汗的方法，又屡次峻下，使患者津血受伤，病症就会呈现先见恶寒，后发热，而且持续发作的情况。夏天炎热时，想穿厚暖的衣服；冬季严寒时，却想裸露身体。之所以会这样，是因为阳气衰微就会怕冷，阴液不足就会发热。医生误用发汗法，使阳气被伤而衰微，又误用峻下的方法，使阴液被伤而阴阳俱虚。五月的时候，阳气趋于体表，胃中虚寒，阳气内虚不能驱散阴寒，所以想要穿厚暖的衣服。十一月的时候，阳气聚藏内里，胃中烦热，阴气内弱不能胜里热，所以想要裸露身体。此外，根据尺部脉迟涩，所以知道是津血被伤。

【原文】脉浮而大，心下^②反硬，有热，属脏者，攻之，不令发汗；属腑者，不令溲数，溲数则大便硬。汗多则热愈，汗少则便难，脉迟尚未可攻。

【译文】脉浮而大，胃脘硬满、发热的，属于邪热入里，要用攻下法，不能用发汗法；热邪炽盛的，不能用利尿的方法，因为小便增多后，就会造成大便干硬。邪热在表的，汗出透彻，发热就会痊愈，汗出不透，就可能出现大便困难，大便困难而兼见迟脉的，要慎用攻下法治疗。

①著：同"着"，穿的意思。
②心下：中医一般指胃脘部。

【原文】脉浮而洪，身汗如油，喘而不休，水浆不下，形体不仁，乍静乍乱，此为命绝也。又未知何脏先受其灾，若汗出发润，喘不休者，此为肺先绝也。阳反独留，形体如烟熏，直视摇头者，此为心绝也。唇吻反青，四肢漐习①者，此为肝绝也。环口黧黑，柔汗发黄者，此为脾绝也。溲便遗失，狂言，目反直视者，此为肾绝也。又未知何脏阴阳前绝，若阳气前绝，阴气后竭者，其人死，身色必青；阴气前绝，阳气后竭者，其人死，身色必赤，腋下温，心下热也。

【译文】脉见浮而洪大，身上汗出如油，喘息不能休止，汤水不能下咽，身体麻木不知痛痒，神情时而安静时而烦乱，这是即将死亡的征兆。但又不知哪个脏器先受到损害，还需结合其他症状才能确诊。如果见出汗、头发湿润，并且喘息不停，这是肺气先绝；如果阳热独盛，肤色如烟熏一般，两目呆滞直视，不自觉摇头，这是心气先绝；如果出现口唇青紫、四肢震颤动摇不停的情况，这是肝气先绝；如果口唇周围发黑，出冷汗且汗液颜色发黄，这是脾气先绝；如果大小便失禁、狂言乱语、两目直视，这是肾气先绝。如何判断是阴气先绝还是阳气先绝呢？如果是阳气先绝，阴气后竭的情况，这个患者死的时候，必然呈现青黑色；如果是阴气先绝，阳气后竭的情况，患者死的时候，身体呈现赤红色，而且腋下、胃脘是热的。

【原文】寸口脉浮大，而医反下之，此为大逆。浮则无血，大则为寒，寒气相搏，则为肠鸣。医乃不知，而反饮冷水，令汗大出，水得寒气，冷必相搏，其人即噎②。

【译文】寸口脉皆见浮大，医生反而用了攻下的方法，这是很严重的错误。因为脉浮主病在气分而血分无邪；脉大主阳气浮于外而内里有寒邪，寒邪与阳气相搏，就会出现肠鸣。医生如果不懂得这是里寒，反而让患者饮冷水，使患者出大汗，冷水遇到里寒，冷与寒相搏结，患者就会出现气逆噎塞的变证。

①四肢漐习：形容手足颤摇振动的状态如小鸟学习飞腾的样子。

②噎：同"噎"，是气逆而噎塞，与"哕"的情况略同，但哕有声，而噎无声。

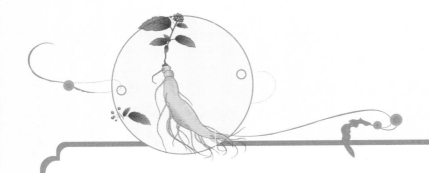

【原文】趺阳脉浮，浮则为虚，浮虚相搏，故令气𫓩，言胃气虚竭也。脉滑则为哕，此为医咎，责虚取实，守空迫血。脉浮，鼻中燥者，必衄也。

诸脉浮数，当发热而洒淅恶寒。若有痛处，饮食如常者，蓄积有脓也。

脉浮而迟，面热赤而战惕者，六七日当汗出而解，反发热者，差迟。迟为无阳，不能作汗，其身必痒也。

寸口脉阴阳俱紧者，法当清邪中于上焦，浊邪中于下焦。清邪中上，名曰洁也；浊邪中下，名曰浑也。阴中于邪，必内栗①也。表气微虚，里气不守，故使邪中于阴也。阳中于邪，必发热头痛，项强颈挛，腰痛胫酸，所为阳中雾露之气。故曰清邪中上，浊邪中下。阴气为栗，足膝逆冷，便溺妄出。表气微虚，里气微急，三焦相溷，内外不通。

上焦怫郁，脏气相熏，口烂食龂也。中焦不治，胃气上冲，脾气不转，胃中为浊，荣卫不通，血凝不流。若卫气前通者，小便赤黄，与热相搏，因热作使，游于经络，出入腑脏，热气所过，则为痈脓。若阴气前通者，阳气厥微，阴无所使，客气内入，嚏而出之，声嗢咽塞。寒厥相追，为热所拥，血凝自下，状如豚肝。阴阳俱厥，脾气孤弱，五液注下，下焦不盍，清便下重，令便数难，齐筑湫痛②，命将难全。

① 内栗：心中自觉寒战发抖。
② 齐筑湫痛："齐"同"脐"，筑为竹制乐器，形容脐部悸动像敲筑。"湫"音同"绞"，是气聚于底，停滞不散的意思。

【译文】趺阳脉浮，浮是阳气虚，虚则胃中不和，胃虚气逆，所以有气逆噎塞的症状。脉滑可能会出现呃逆。这都是医生的过错，用治实证的方法去治疗虚证，而面对虚证还去劫迫阴血，致使胃气虚竭。假如脉浮而鼻中干燥的，大多会有鼻出血的症状。

　　凡是脉象浮数的，患者大多出现发热和像冷水喷洒一样的恶寒。若身体局部出现疼痛，而且饮食正常，这是局部将患痛肿的表现。

　　脉象浮而迟，面部红赤而全身发抖，一般应在第六、第七天的时候，自然出汗而痊愈。如果不见出汗反而见发热的，痊愈的日期就要向后推迟了。脉迟主阳气不足，阳气不足就不能通过发汗达到驱赶病邪外出的效果，邪留在肌表会出现身体发痒。

　　寸口脉尺部和寸部都紧的，是雾露等清邪侵犯上焦，水湿浊邪侵害下焦所致。清邪侵犯上焦，叫作"洁"；浊邪侵害下焦，叫作"浑"。阴经被外邪所伤，必然出现心中寒栗。表气虚弱，里气不能固守，因此才使外邪得以侵犯阴经。阳经被外邪所伤，必然出现发热、头痛、颈项拘紧挛急、腰和小腿酸痛，这就是阳经被雾露清邪所伤的表现。所以才说清邪容易侵犯上焦，浊邪容易侵犯下焦。阴气内盛，就会出现心中寒栗、脚与膝关节发凉、大小便失禁。由于表气虚弱，里气急迫，以致三焦气机紊乱，内外气机不能通达。

　　上焦气郁，内热熏蒸于上，就会出现口腔溃疡、牙龈糜烂。中焦气机失调，胃气上逆，脾气不能运化转输水谷精微，致使胃中腐浊不消，营卫之气不能通调，津血凝滞不得流通。此时，如果卫气先通，会出现小便黄赤，内腑的郁热随卫气、外邪在经络中游行，在脏腑间出入，凡热气所过的地方，就可能发为痈疡脓肿。如果阴气先通，阳气就比较衰微，营阴不能受到卫阳的保护，外来的寒邪乘机内侵，于是就出现打喷嚏、流鼻涕、声音嘶哑、咽喉壅塞不利等症状。外来的寒邪与内在的逆气相搏结而生热，热邪迫血而凝血得以自下，大便时可能会排下猪肝色的血。如果阴阳之气都竭尽，脾气衰败，五脏津液尽皆向下泄注，下焦开合失司，出现下利、里急后重，便而不畅，若脐腹部又出现拘急绞痛，这时生命就将难以保全了。

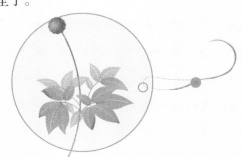

【原文】脉阴阳俱紧者，口中气出，唇口干燥，蜷卧足冷，鼻中涕出，舌上胎滑，勿妄治也。到七日以来，其人微发热，手足温者，此为欲解。或到八日以上，反大发热者，此为难治。设使恶寒者，必欲呕也；腹内痛者，必欲利也。

脉阴阳俱紧，至于吐利，其脉独不解；紧去入安，此为欲解。若脉迟，至六七日不欲食，此为晚发，水停故也，为未解；食自可者，为欲解。病六七日，手足三部脉皆至，大烦而口噤不能言，其人躁扰者，必欲解也。若脉和，其人大烦，目重，睑内际黄者，此欲解也。

脉浮而数，浮为风，数为虚①，风为热，虚为寒，风虚相搏，则洒淅恶寒也。

脉浮而滑，浮为阳，滑为实，阳实相搏，其脉数疾，卫气失度。浮滑之脉数疾，发热汗出者，此为不治。

伤寒咳逆上气，其脉散者死，谓其形损故也。

【译文】尺脉和寸脉都紧的，又伴见用口呼吸、口唇干燥、蜷曲躺卧、双脚冰冷、鼻中流涕、舌苔腻滑，这时患者寒热和虚实难分，不要乱治。到第七天以后，若患者出现轻度发热，手脚亦转为温暖的，这是病快好了的表现。而有的患者到第八天以后，反而出现大热，这说明病情加重，不好治了。另外，如果出现恶寒，说明表证未解，还会出现呕吐；如果出现腹内疼痛，说明寒邪在里，脾寒气陷，必然想要腹泻。

尺脉和寸脉都紧，已经发展到上吐下泻，紧脉仍然没有改变，可知邪气还盛。如果紧脉转为平和，这是病症要解除的表现。如果见迟脉，且到第六、第七天的时候不思饮食，这是有了续发的病症，是由水饮停滞导致的，说明病症还没有解除。如果食欲恢复，说明病快好了。如果病程六七天，手部和足部的

寸口、趺阳、太溪三部脉都有，心烦明显，而且不能说话，躁扰不宁，这是正气在驱赶病邪，说明病快好了。如果脉象调和，患者心中很烦躁，眼睑沉重下垂，脸的中部黄而润泽，这也是病快好了的表现。

脉象浮而数，浮脉主风邪袭表，数脉为虚，是卫阳不足。风是热邪，但卫阳不足则体虚表寒，因此风邪侵袭卫阳不足的人，就会出现像用冷水洒在身上一样的恶寒。

脉象浮而滑，浮脉主病在阳分，滑脉主邪气盛实，阳气与邪实相搏，患者脉象疾数，卫气循行失常。浮滑脉又兼见疾数，而且出现发热、汗出的，这是不治之症。

伤寒病出现咳逆、喘息，脉象又散漫无根的，是死证。之所以说它是死证，是因为患者有形体损坏的症状表现。

---

①数为虚：数脉为虚的"虚"字，是指正气受邪，正与邪相对而言，并不是真正的虚弱。

平脉法第二

【原文】 问曰：脉有三部，阴阳相乘，荣卫血气，在人体躬。呼吸出入，上下于中，因息游布，津液流通。随时动作，效象形容，春弦秋浮，冬沉夏洪。察色观脉，大小不同，一时之间，变无经常，尺寸参差，或短或长，上下乖错，或存或亡。病辄改易，进退低昂，心迷意惑，动失纪纲。愿为具陈，令得分明。

师曰：子之所问，道之根源。脉有三部，尺寸及关，荣卫流行，不失衡铨。肾沉心洪，肺浮肝弦，此自经常，不失铢分。出入升降，漏刻周旋，水下百刻，一周循环。当复寸口，虚实见焉，变化相乘，阴阳相干。

【译文】 问：诊脉有三个部位，是阴阳相互维系的反映，脉的搏动与营卫气血相关。在人体内，因为气血随气息活动而循环上下，敷布周身，故有脉的跳动。人与天地四季相应，脉象随季节的不同也有变化，如春季脉弦、秋季脉浮、冬季脉沉、夏季脉洪。但在临床观察患者的气色、诊察患者的脉象时，脉搏往往有大有小，即使在很短的时间内，也总是变化不定的，尺部脉和寸部脉不一样，有长有短，上下可以不一样，或有或无。病情发生变化，脉搏也随之发生浮、沉、快、慢的变化，使人心生疑惑，诊治时很难把握要领，请老师针对这个问题详

细谈谈，以便我们理解。

老师答：你所问的问题，是医学中的根本问题。所谓诊脉有三个部位，是指尺脉、寸脉和关脉，营卫气血的流行输布，像秤称轻重，不会出现失常的情况。肾脉沉、心脉洪、肺脉浮、肝脉弦，这是正常规律，不会有丝毫的差错。即使是呼吸的出入，营卫气血的升降，也是遵循时间而有规律地循行，每当漏壶的水下降一百刻[①]，营卫气血也就完成了一周的循环而重新运行到寸口。所以凭寸口的脉象变化，就可以测知人体的虚实变化、阴阳失调的状况。

①漏刻计时法是一种古老的计时方法，主要通过漏壶的漏水量来计算时间。古刻一昼夜为一百刻，一古刻合今 14.4 分钟。而现代的一刻等于 15 分钟，一昼夜为 96 刻。

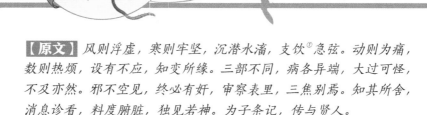

【原文】风则浮虚，寒则牢坚，沉潜水滀，支饮^①急弦。动则为痛，数则热烦，设有不应，知变所缘。三部不同，病各异端，大过可怪，不及亦然。邪不空见，终必有奸，审察表里，三焦别焉。知其所舍，消息诊看，料度腑脏，独见若神。为子条记，传与贤人。

【译文】比如感受风邪则脉见虚浮，伤于寒邪则脉见牢坚；沉脉主蓄水，急弦之脉是支饮为害；动脉主疼痛，数脉主热烦。假使出现脉证不符的情况，那就要进一步去查明出现这种变化的原因。寸、关、尺三部的脉象不同，病症也就各不相同，所主脉象太过是病态，不及也是病态。邪气伤人不是没有蛛丝马迹的，追究根源，必然会有症状表现，应审察辨别病邪在表、在里、在上、在下，知道病邪所侵犯的部位后，再推测斟酌脏腑的病情。如果这些都掌握了，就会有独到而高明的见解。现在把这些东西分条记录下来，传给那些立志于医学事业的人们。

【原文】师曰：呼吸者，脉之头也。初持脉，来疾去迟，此出疾入迟，名曰内虚外实也。初持脉，来迟去疾，此出迟入疾，名曰内实外虚也。

【译文】老师答：呼吸是计算脉搏的标准。起初诊脉时，脉搏来得快去得慢，这是呼气时脉气运行快，吸气时脉气运行慢，这就叫"内虚外实"。起初诊脉时，脉搏来得慢去得快，这是呼气时脉气运行慢，吸气时脉气运行快，这就叫"内实外虚"。

①支饮：中医病症名，指饮邪（体内水液未能运化而形成的病理性产物）聚集在胸肺部位，引起咳逆、呼吸困难、无法平卧等症状。

【原文】问曰：上工望而知之，中工问而知之，下工脉而知之，愿闻其说。

师曰：病家人来请云，病人苦发热，身体疼，病人自卧，师到诊其脉，沉而迟者，知其差也。何以知之？若表有病者，脉当浮大，今脉反沉迟，故知愈也。假令病人云腹中卒痛，病人自坐，师到脉之，浮而大者，知其差也。何以知之？若里有病者，脉当沉而细，今脉浮大，故知愈也。

师曰：病家人来请云，病人发热烦极。明日师到，病人向壁卧，此热已去也。设令脉不和，处言已愈。设令向壁卧，闻师到，不惊起而盼视，若三言三止，脉之咽唾者，此诈病也。设令脉自和，处言此病大重，当须服吐下药，针灸数十百处乃愈。

【译文】问：高明的医生通过望诊可以知道病情；中等水平的医生通过问诊可以知道病情；而水平差一点的医生通过诊脉才可以知道病情，请老师给予指教。

老师答：患者家人来请医生时说，患者因发热、身体疼痛而感到很痛苦，但尚能安卧自如。医生来诊脉，脉见沉而迟的，就可以知道病将痊愈了。为什么呢？如果是病在表的情况，应当见浮大脉，现在脉象反而沉迟，所以知道病要痊愈了。假如患者说，腹部常有突发性疼痛，而又能安坐自如，医生诊脉，脉见浮而大的，就知道他的病将要痊愈了。为什么呢？如果是病在里的情况，应当见沉细脉，现在脉象反而出现浮大，所以就知道病要痊愈了。

老师答：患者家人来请医生时说，患者发热而且烦躁得厉害。第二天医生来到患者家中，看到患者面向墙壁安然躺卧，这说明发热已退。即使脉象仍然有些不和，也可以断然说疾病已痊愈。假如患者面向墙壁躺卧，听到医生已到来，不起身相迎，反而怒目而视，问病情时又吞吞吐吐，给他诊脉时，患者又频频吞咽唾液的，这就是在装病。假如脉象调和，医生可故意说，这个病十分严重，应当服用大吐大下的药，再针灸数十处或近百处才能痊愈。这样患者就不敢装病了。

【原文】师持脉，病人欠者，无病也。脉之呻者，病也。言迟者，风也。摇头言者，里痛也。行迟者，表强也。坐而伏者，短气^①也。坐而下一脚者，腰痛也。里实护腹，如怀卵物者，心痛也。

师曰：伏气^②之病，以意候之，今月之内，欲有伏气。假令旧有伏气，当须脉之。若脉微弱者，当喉中痛似伤，非喉痹也。病人云：实咽中痛。虽尔，今复欲下利。

问曰：人恐怖者，其脉何状？师曰：脉形如循丝累累然，其面白脱色也。

问曰：人不饮，其脉何类？师曰：脉自涩，唇口干燥也。

问曰：人愧者，其脉何类？师曰：脉浮而面色乍白乍赤。

【译文】医生诊脉时，患者打呵欠的，是没有病的表现；诊脉时，患者呻吟的，是有病的表现；言语迟缓不流利的，是风病；一边摇头一边说话的，是里有疼痛；行动迟缓的，是肌表拘紧不舒；坐着身体前倾的，是短气；坐着时伸出一条腿的，是腰痛；里有实邪用手保护腹部，就像揣着鸡蛋一样小心翼翼的，是心腹疼痛。

老师答：对于伏气这种病，要用心推测潜伏邪气的性质和可能发病的特征，判断当月之内可能有什么邪气发病。假如过去已有邪气潜伏体内，就需要仔细诊察。如果脉微弱的，会出现咽喉疼痛剧烈，像受伤一样，但这并不是喉痹证。患者主诉说，确实是咽喉疼痛，不过现在反而又出现腹泻的症状。

问：人在恐惧的时候，他的脉象是什么样子？老师答：脉象细小无力，像按在丝线上一样，同时面色苍白并且没有血色。

问：人因为不能喝水而导致体内津液缺乏，这类的脉象是什么样的呢？老师答：脉象涩滞而不流利，而且口唇干燥。

问：人在羞愧的时候，脉象是什么样的呢？老师答：脉见浮象，同时面色忽白忽红，变化不定。

①短气：指呼吸短促而不相接续的症状。
②伏气：指病邪伏于体内，过时发病。

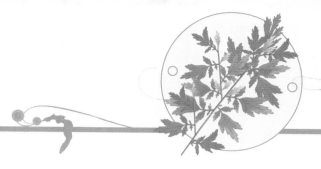

【原文】 问曰：经说脉有三菽^①六菽重者，何谓也？师曰：脉人以指按之，如三菽之重者，肺气也；如六菽之重者，心气也；如九菽之重者，脾气也；如十二菽之重者，肝气也；按之至骨者，肾气也。假令下利，寸口、关上、尺中，悉不见脉，然尺中时一小见，脉再举头者，肾气也；若见损脉来至，为难治。

问曰：脉有相乘^②，有纵有横，有逆有顺，何谓也？师曰：水行乘火，金行乘木，名曰纵；火行乘水，木行乘金，名曰横；水行乘金，火行乘木，名曰逆；金行乘水，木行乘火，名曰顺也。

【译文】 问：《难经》上说脉象有三菽重、六菽重的，这是什么意思？老师答：诊察疾病，医生以手按脉的时候，轻按下去如三粒豆那样的重量才能切到的为肺脉，按如六粒豆那样的重量才能切到的为心脉，进而按如九粒豆那样的重量才能切到的为脾脉，重按如十二粒豆那样的重量才能切到的为肝脉，按之至骨才能切到的为肾脉。假使患下利，寸、关、尺三部的脉象都按不到，然而尺部脉间或轻微一见，随着呼吸再动而应指外鼓的，这是肾气尚未竭绝；如果出现一息而脉二至的损脉，那就难以治疗。

问：脉有相互克伐的说法，其中有纵克有横克，有逆克有顺克，这说的是什么意思呢？老师答：水乘火，金乘木一类，叫作"纵克"，即正克；火侮^③水，木侮金一类，叫作"横克"，即反克；水克金，火克木一类，叫作"逆克"，即子克母^④；金乘水，木乘火一类，叫作"顺克"，即母克子。

①菽：豆的总称。

②乘：指五行中的某一行对另一行的过度克制。

③侮：也称为"反克"，有两种原因，一是被克者过于强盛；二是克者过于虚弱。

④子克母：五行中，我生者为子，生我者为母，例如金生水，金为母，水为子，所以水克金，即为子克母。

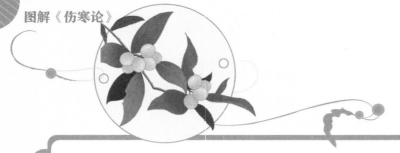

【原文】问曰：脉有残贼，何谓也？师曰：脉有弦、紧、浮、滑、沉、涩，此六脉名曰残贼，能为诸脉作病也。

问曰：脉有灾怪^①，何谓也？师曰：假令人病，脉得太阳，与形证相应，因为作汤，比还送汤，如食顷，病人乃大吐，若下利，腹中痛。师曰：我前来不见此证，今乃变异，是名灾怪。又问曰：何缘作此吐利？答曰：或有旧时服药，今乃发作，故为灾怪耳。

问曰：东方肝脉，其形何似？师曰：肝者，木也，名厥阴，其脉微弦濡弱而长，是肝脉也。肝病自得濡弱者，愈也。假令得纯弦脉者，死。何以知之？以其脉如弦直，此是肝脏伤，故知死也。

【译文】问：脉诊中有"残贼脉"的说法，指的是什么呢？老师答：弦、紧、浮、滑、沉、涩这六种脉象，名叫"残贼脉"，可以算作是诸多病脉的代表。

问：诊治过程中有"灾怪脉"的说法，说的是什么意思呢？老师答：假如人已患病，诊脉所得为太阳病的脉象，和临床症状表现也相符合，于是就为患者配制汤药，回家后服药大约一顿饭的工夫，患者却出现剧烈呕吐，或者下利、腹中疼痛。老师答：我诊脉时并没有出现这些症状，现在发生了异常的变化，这就是"灾怪脉"。

又问：是什么原因造成了这种呕吐或下利的呢？答：或许从前服用过其他的药，现在药力才发生作用，因此是灾怪脉。

问：肝属东方，脉象是怎样的呢？老师答：肝，五行属木，在六气为厥阴，它的脉象微微带有弦象而且濡弱而长，这就是肝的平脉。肝有病时，若出现濡弱脉象的，说明就要痊愈了。假如切到的是纯弦脉，就是死证。为什么呢？因为脉象如弓弦那样强直，这说明肝脏真气已耗伤，所以知道这是死证。

---

①灾怪：指药证相符，服药后反而病情加剧。

【原文】 南方心脉，其形何以？师曰：心者，火也，名少阴，其脉洪大而长，是心脉也。心病自得洪大者，愈。假令脉来微去大，故名反，病在里也。脉来头小本大，故名覆，病在表也。上微头小者，则汗出。下微本大者，则为关格^①不通，不得尿。头无汗者，可治，有汗者死。

西方肺脉，其形何似？师曰：肺者，金也，名太阴，其脉毛浮也。肺病自得此脉，若得缓迟者，皆愈。若得数者则剧。何以知之？数者，南方火，火克西方金，法当痈肿，为难治也。

问曰：二月得毛浮脉，何以处言至秋当死？师曰：二月之时，脉当濡弱，反得毛浮者，故知至秋死。二月肝用事，肝属木，脉应濡弱，反得毛浮脉者，是肺脉也，肺属金，金来克木，故知至秋死。他皆仿此。

【译文】 心属南方，脉象是怎样的呢？老师答：心，五行属火，在六气为少阴，它的脉象洪大而长，这是心的平脉。心有病时，若能出现洪大脉象的，说明就要痊愈了。假如脉来时微小，去时洪大，与来盛去衰的洪大脉相反，这就叫作"反"，主病在里。脉来时前小后大，这就叫作"覆"，主病在表。寸脉微小的，容易出汗；尺脉微大的，则为关格不通，不能小便。此时头部没有汗的尚可以治疗，头部出汗的，就属于死证了。

肺属西方，脉象是怎样的呢？老师答：肺，在五行属金，在六气为太阴，它的脉像羽毛一样轻浮而见于皮上。肺有病时见到这种脉象，或者见到和缓从容的脉象，皆容易痊愈。如果见到数脉，病情就会加重。怎么知道的呢？因为数脉是南方火盛之象，火克西方肺金，理应发生痈毒脓肿，这就是难以治疗的病症了。

问：在二月的时候患者出现像飘浮的羽毛似的脉象，为什么就可以断言到秋天时患者会死亡呢？老师答：二月份的时候，脉应当濡弱，反而出现像飘浮的羽毛似的脉象，预示秋天时患者会死亡。二月是肝当令的时候，肝在五行属木，脉象应当濡弱，反而出现像飘浮的羽毛似的脉象，这是肺气旺盛的现象，肺在五行属金，金旺克木，因此就知道到了秋天的时候患者会死亡。其他月份所出现的异常脉象和预后，都依此类推。

---

①关格：指以脾肾虚衰，气化不利，浊邪壅塞三焦，导致小便不通与呕吐并见为临床特征的危重病症。

【原文】师曰：脉肥人责①浮，瘦人责沉。肥人当沉，今反浮，瘦人当浮，今反沉，故责之。

师曰：寸脉下不至关，为阳绝；尺脉上不至关，为阴绝，此皆不治，决死也。若计其余命生死之期，期以月节克之也。

师曰：脉病人不病，名曰行尸，以无旺气，卒眩仆不识人者，短命则死。人病脉不病，名曰内虚，以无谷神，虽困无苦。

【译文】老师说：给肥胖的人诊脉时，要注意寻找出现浮脉的原因；给瘦弱的人诊脉时，要注意寻找出现沉脉的原因。肥胖的人脉应见沉象，现在反而出现浮象，瘦弱的人脉应见浮象，现在反而出现沉象，都是反常之脉，所以应该查找原因。

老师说：寸脉下不及关部，是阳气竭绝；尺脉上不达关部，是阴气竭绝，这都是不治之症，可以判定其预后必死。如果要计算他的死亡时间，大体可以根据月令节气和疾病相克的理论来推断。

老师说：脉象有病但外形无病，这叫作"行尸"。因为脏腑已经没有生长的旺气了，如果突然昏眩跌倒而不省人事，往往就会短命而亡。形体有病但脉象正常，这叫作"内虚"。这是因为体内缺乏水谷精微之气荣养的缘故，虽然身体为病所困，但并无大碍。

①责：追究，寻找。

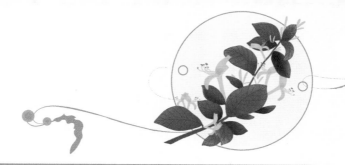

【原文】问曰：翕奄沉，名曰滑，何谓也？师曰：沉为纯阴，翕为正阳，阴阳和合，故令脉滑，关尺自平。阳明脉微沉，食饮自可。少阴脉微滑，滑者，紧之浮名也，此为阴实，其人必股内汗出，阴下湿也。

问曰：曾为人所难，紧脉从何而来？师曰：假令亡汗，若吐，以肺里寒，故令脉紧也。假令咳者，坐饮冷水，故令脉紧也。假令下利，以胃虚冷，故令脉紧也。

【译文】问：脉搏浮动，忽然下沉的，叫作"滑脉"，这是什么意思？老师答：沉为纯阴的征象，翕为正阳的征象，二者并见，为阴阳两相和谐的征象，这就形成了圆转流利的滑脉，并且关脉、尺脉自然相平。阳明脉微微出现沉象的，饮食自然正常。少阴脉微微呈现滑象，这里所说的滑也就是有力而浮的意思，是少阴邪实的表现，患者必然出现大腿内侧出汗、阴部潮湿的症状。

问：我曾经被别人所提出的问题难住过，就是紧脉是怎样产生的？老师答：如果错误使用发汗法，或者误用涌吐法，汗吐伤津，气随津泄，肺脏阳气不足，阴寒内生，寒性收引所以出现紧脉。如果患者有咳嗽的症状，并且是喝了冷水之后才咳，是寒饮内停而见紧脉。如果患者出现腹泻，是因胃中虚冷而导致的，也可出现紧脉。

【原文】寸口卫气盛，名曰高，荣气盛，名曰章，高章相搏，名曰纲。卫气弱，名曰慄，荣气弱，名曰卑，慄卑相搏，名曰损。卫气和，名曰缓，荣气和，名曰迟，缓迟相搏，名曰沉。

寸口脉缓而迟，缓则阳气长，其色鲜，其颜光，其声商，毛发长。迟则阴气盛，骨髓生，血满，肌肉紧薄鲜硬。阴阳相抱，荣卫俱行，刚柔相得，名曰强也。

趺阳脉滑而紧，滑者胃气实，紧者脾气强。持实击强，痛还自伤，以手把刃，坐作疮也。

【译文】寸口脉可以候知营卫之气的盛衰，卫气盛，称其为"高"，营气盛，称其为"章"，营卫两者均盛互结，称其为"纲"。卫气虚弱，称其为"慄"，营气虚弱，称其为"卑"，营卫两者俱虚，称其为"损"。卫气不盛不弱而调和，称其为"缓"，营气不盛不弱而调和，称其为"迟"，缓与迟相互合聚，称其为"沉"。

寸口部的脉象迟缓，脉象缓主阳气旺盛，卫气充盈于外，皮肤鲜明有光泽，声音清越，毛发旺盛。脉象迟主营血旺盛，所以其人骨髓生长，血液充盈，肌肉有力柔韧而结实。像这样阴阳调和，营卫畅行，刚柔相济的，就是强健的身体了。

趺阳脉滑而紧，滑主胃中谷气壅实，紧主脾脏邪气盛，脾胃之邪相搏击，造成自相伤害，这就像自己用手握持刀刃，容易造成创伤。

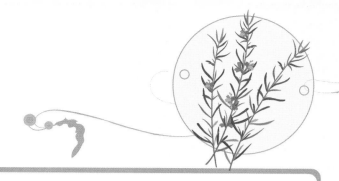

【原文】寸口脉浮而大，浮为虚，大为实，在尺为关，在寸为格，关则不得小便，格则吐逆。

趺阳脉伏而涩，伏则吐逆，水谷不化，涩则食不得入，名曰关格。

脉浮而大，浮为风虚，大为气强，风气相搏，必成隐疹，身体为痒。痒者，名泄风，久久为痂癞。

寸口脉弱而迟，弱者卫气微，迟者荣中寒。荣为血，血寒则发热；卫为气，气微者心内饥，饥而虚满，不能食也。

趺阳脉大而紧者，当即下利，为难治。

【译文】寸口的脉浮而大，浮主正气虚，大主邪气实，浮大脉出现在尺部的为关证，浮大脉出现在寸部的为格证。关证的表现就是小便不通，格证的表现就是呕吐上逆。

趺阳脉出现伏涩之象，脉伏则呕吐上逆水谷不化，脉涩则不欲进食。这种病症叫作"关格"。

脉象浮而大，浮主卫虚感风邪，大主邪气强盛，风与其他邪气相合而伤人，多可形成瘾疹，身体会出现瘙痒。这种瘙痒叫作"泄风"，若日久不愈，会造成皮肤溃烂结痂。

寸口脉弱而迟，卫行脉外，外弱主卫气衰微，荣行脉中，内迟主荣中有寒。荣就是阴血，血分有寒邪，郁而化热就会出现发热；卫就是气，气衰微会出现气虚发热，但这种热是虚热。虚热内扰，就会有饥饿的感觉，虽有饥饿感，但不能进食。

趺阳脉大而紧的，会即刻出现下利，这是难以治疗的病症。

【原文】 寸口脉弱而缓，弱者阳气不足，缓者胃气有余，噫而吞酸，食卒不下，气填于膈上也。

跌阳脉紧而浮，浮为气，紧为寒，浮为腹满，紧为绞痛，浮紧相搏，肠鸣而转，转即气动，膈气乃下，少阴脉不出，其阴肿大而虚也。

寸口脉微而涩，微者卫气不行，涩者荣气不逮，荣卫不能相将，三焦无所仰，身体痹不仁。荣气不足，则烦疼①口难言。卫气虚者，则恶寒数欠。三焦不归其部，上焦不归者，噫而酢吞；中焦不归者，不能消谷引食；下焦不归者，则遗溲。

跌阳脉沉而数，沉为实，数消谷，紧者病难治。

【译文】 寸口部的脉象弱而缓，弱主胃中阳气不足，缓主胃中谷气有余，饮食停滞，嗳气又吞酸，饮食突然不能下咽，这是气机壅滞于膈上的缘故。

跌阳脉紧而浮，浮主气虚，紧主寒邪。气虚会出现腹部胀满，寒邪会造成腹部绞痛，浮紧并见，气虚与寒邪相搏，就会出现肠鸣气机转动，气机一通就会使胸膈部的壅滞之气得以下行。如果少阴脉摸不到，这说明虚寒之气结于下焦，外阴部就会出现虚肿。

寸口部的脉象微而涩，微主卫气运行无力，涩主营气不足，营卫不能相互扶持，三焦就失去了依靠，致使身体麻痹。营气不足的患者，会出现身体剧烈疼痛和说话困难；卫气虚衰的患者，就会出现恶寒和频频打哈欠。三焦之气不能各司其职，上焦之气失职，就会出现嗳气吞酸；中焦之气失职，就会出现不能消化饮食；下焦之气失职，就会出现小便失禁。

跌阳脉沉而数，沉主里实，数主热，热能消化水谷，治疗比较容易。跌阳脉出现紧脉，病就很难治。

---

①烦疼：指身体疼得厉害。张仲景用字有规律，凡是肢体的疼，就用"疼"，凡是腹部的疼，就用"痛"。

【原文】寸口脉微而涩，微者卫气衰，涩者荣气不足。卫气衰，面色黄；荣气不足，面色青。荣为根，卫为叶，荣卫俱微，则根叶枯槁而寒栗、咳逆、唾腥、吐涎沫也。

趺阳脉浮而芤，浮者卫气虚，芤者荣气伤，其身体瘦，肌肉甲错，浮芤相搏，宗气^①微衰，四属^②断绝。

寸口脉微而缓，微者卫气疏，疏则其肤空；缓者胃气实，实则谷消而水化也。谷入于胃，脉道乃行，水入于经，其血乃成。荣盛则其肤必疏，三焦绝经，名曰血崩。

趺阳脉微而紧，紧则为寒，微则为虚，微紧相搏，则为短气。

少阴脉弱而涩，弱者微烦，涩者厥逆。

趺阳脉不出，脾不上下，身冷肤硬。

【译文】寸口部的脉象微而涩，微主卫气虚衰，涩主营气不足。卫气虚衰，就会出现面色萎黄；营气不足，就会出现面色发青。营气像树根，卫气像枝叶，营卫之气都衰微，就像树的根和叶都已枯槁一样，会出现寒战颤抖、咳而气逆、唾腥痰、吐涎沫等症状。

趺阳脉浮而芤，浮主卫气虚，芤主营气损伤，必然身体消瘦，肌肤粗糙皲裂如鳞甲交错。浮脉和芤脉并见，说明宗气衰微，四肢百骸都得不到荣养。

寸口部的脉象微而缓，微主卫气不能固护，皮肤腠理空虚；缓主胃气有余，胃气有余则水谷就容易消化吸收。谷物进入胃，脉道中的气血才能运行，水津进入经脉，血液才能形成。但营血虽盛而卫气虚衰不能固密摄护，三焦也失去正常功能，就会发生下血如崩的症候，这就叫作"血崩"。

趺阳脉微而紧，紧主里有寒，微主正气虚，微脉与紧脉并见，正虚与里寒相兼，就出现了呼吸短促的症状。

少阴脉弱而涩，脉弱主心中微烦，脉涩主四肢厥冷。

趺阳脉隐伏不出，主脾气不能运化和升降，多会出现身体发凉和皮肤发硬的症状。

①宗气：由谷气与自然清气相结合而积聚于胸中的气，宗气的生成直接关系到一身之气的盛衰。

②四属：一般认为是四肢，也有认为是皮、肉、脂、髓。

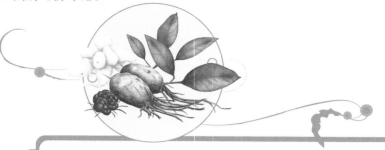

【原文】 少阴脉不至，肾气微，少精血，奔气促迫上入胸膈，宗气反聚，血结心下，阳气退下，热归阴股，与阴相动，令身不仁，此为尸厥，当刺期门、巨阙。

寸口脉微，尺脉紧，其人虚损多汗，知阴常在，绝不见阳也。

寸口诸微亡阳，诸濡亡血，诸弱发热，诸紧为寒。诸乘寒者，则为厥，郁冒不仁，以胃无谷气，脾涩不通，口急不能言，战而栗也。

问曰：濡弱何以反适十一头？师曰：五脏六腑相乘，故令十一。

问曰：何以知乘腑？何以知乘脏？师曰：诸阳浮数为乘腑。诸阴迟涩为乘脏也。

【译文】 少阴脉摸不到，说明肾气衰微，精血虚少。无根之虚阳上奔于胸膈，宗气被阻，聚而不行，不能灌运经脉，使血结于胃脘。阳气下行，热归于阴部，与阴相争，导致身体厥冷不仁，失去感觉，这叫作"尸厥证"，应当针刺期门、巨阙二穴。

寸部脉微，尺部见紧象，患者十分虚衰而且多汗，这是阴盛阳衰所致。

寸口三部都出现微脉，多主阳气被伤；都出现濡脉，多主阴血被伤；都出现弱脉，多主发热；都出现紧脉，多主寒邪盛。被寒邪所伤的人，大多会出现四肢厥冷、郁闷昏眩、肌肤麻木。这是由于胃虚不能纳谷，脾虚不能运化所致。还会出现口部拘急不能言语，身体寒战颤抖等症候。

问：濡弱脉为什么对十一脏腑都适宜？老师答：濡弱是胃气调和之脉，五脏六腑相生相克，依赖胃气以滋生，所以对十一脏腑都适宜。

问：根据什么知道病邪是侵犯了腑还是侵犯了脏？老师答：凡是见到阳脉，如浮脉、数脉等，是病邪侵犯了腑；凡是见到阴脉，如迟脉、涩脉等，是病邪侵犯了脏。

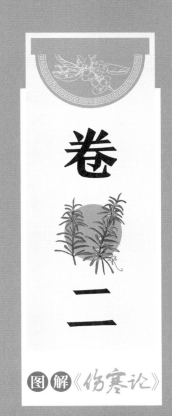

卷

二

图 解 《伤寒论》

伤寒例第三

【原文】四时八节二十四气七十二候决病法：

立春正月节斗指艮，雨水正月中指寅。惊蛰二月节指甲，春分二月中指卯。

清明三月节指乙，谷雨三月中指辰。立夏四月节指巽，小满四月中指巳。

芒种五月节指丙，夏至五月中指午。小暑六月节指丁，大暑六月中指未。

立秋七月节指坤，处暑七月中指申。白露八月节指庚，秋分八月中指酉。

寒露九月节指辛，霜降九月中指戌。立冬十月节指乾，小雪十月中指亥。

大雪十一月节指壬，冬至十一月中指子。小寒十二月节指癸，大寒十二月中指丑。

二十四气，节有十二，中气有十二，五日为一候气亦同，合有七十二候，决病生死，此须洞解之也。

【原文】《阴阳大论》云：春气温和，夏气暑热，秋气清凉，冬气冰列，此则四时正气之序也。冬时严寒，万类深藏，君子固密，则不伤于寒，触冒之者，乃名伤寒耳。其伤于四时之气，皆能为病，以伤寒为毒者，以其最成杀厉之气也。

【译文】《阴阳大论》说：春季的气候温暖和煦，夏季的气候炎暑酷热，秋季的气候清凉爽利，冬季的气候严寒凛冽，这就是四季气候变化的正常规律。冬季严寒，各种生物都深深地潜藏起来，懂得养生的人都能防护周密，就不会被寒气所伤。万一感受了寒邪，这就叫作"伤寒病"了。四时之气皆能伤人而致病，但伤寒这种邪气是最肃杀的，所以危害最大。

【原文】中而即病者，名曰伤寒[①]。不即病者，寒毒藏于肌肤，至春变为温病，至夏变为暑病。暑病者，热极重于温也。是以辛苦之人，春夏多温热病者，皆由冬时触寒所致，非时行之气也。

【译文】感受寒邪后，当时就发病的，叫作"伤寒"。如果当时没发病，寒邪潜藏在人体肌肉皮肤之内，等到春季才发病的，就变成了温病；到了夏季才发病的，就变成了暑病。患暑病的，发热的程度比温病更高。所以劳累辛苦的人在春夏两季患温热病较多，都是因为在冬季的时候受寒，寒毒蕴藏所造成的，而不是感受了时行邪气。

① "伤寒"有广义与狭义的区分，文中"中而疾病者"为狭义伤寒，而温病、暑病都属于广义伤寒。

【原文】凡时行者，春时应暖而反大寒，夏时应热而反大凉，秋时应凉而反大热，冬时应寒而反大温，此非其时而有其气，是以一岁之中，长幼之病多相似者，此则时行之气也。

夫欲候知四时正气为病及时行疫气之法，皆当按斗历占之。九月霜降节后宜渐寒，向冬大寒，至正月雨水节后宜解也。所以谓之雨水者，以冰雪解而为雨水故也。至惊蛰二月节后，气渐和暖，向夏大热，至秋便凉。从霜降以后至春分以前，凡有触冒霜露，体中寒即病者，谓之伤寒也。九月十月寒气尚微，为病则轻。十一月十二月寒冽已严，为病则重。正月二月寒渐将解，为病亦轻。此以冬时不调，适有伤寒之人，即为病也。

其冬有非节之暖者，名为冬温。冬温之毒与伤寒大异，冬温复有先后，更相重沓，亦有轻重，为治不同，证如后章。

【译文】所谓时行之气，是指时令反常的气候，如春季应当温暖，反而出现大寒；夏季应当炎热，反而出现大凉；秋季应当凉爽，反而出现大热；冬季应当寒冷，反而出现大温，这都不是在这个季节应有的现象。因此在一年当中，如果老幼同时患病，且症状相似的，就属于时行病。

要想知道是四季的正常之气所导致的疾病，还是异常的时行疫气所造成的疾病，都应当按照前面所说的斗历来测算。农历九月霜降以后，气候就应当逐渐寒凉，到了冬天就更加寒冷，到第二年正月雨水以后，寒气应渐渐解除，之所以把这个节气称为"雨水"，是因为冰雪消融而化为雨水。至二月惊蛰以后，气候渐渐温暖起来，到了夏天就变得十分炎热，到了秋季就又变得凉爽了。从霜降以后到春分以前，凡是接触感受到霜露寒冷，身体被寒邪所伤而当即发病的，就叫作"伤寒"。九月、十月的时候，寒气还不太厉害，病症就比较轻一些。十一月、十二月的时候，寒气严酷，造成的疾病也就最严重。正月、二月的时候，寒气逐渐消退，发病也就比较轻。这都是因为在冬天的时候调摄不当，感受了寒邪，而即时发病。

冬季也会出现不应时令的温暖，叫作"冬温"。冬温邪气对人体的伤害和伤寒大不相同，冬温邪气伤人，有先有后，病情复杂，而且病势也有轻有重，治法也完全不同，它的症候就像后面章节中所说到的那样。

【原文】从立春节后，其中无暴大寒又不冰雪，而有人壮热为病者，此属春时阳气发于冬时伏寒，变为温病。从春分以后至秋分节前，天有暴寒者，皆为时行寒疫也。三月四月或有暴寒，其时阳气尚弱，为寒所折，病热犹轻。五月六月阳气已盛，为寒所折，病热则重。七月八月阳气已衰，为寒所折，病热亦微，其病与温及暑病相似，但治有殊耳。

【译文】从立春以后，气候没有突然严寒，又没冰雪，但有人却高热不退，这是由于春季阳气的升发，激发了冬季伤人后伏藏在体内的寒邪，就变成温病。从春分以后到秋分以前，天气突然出现异常寒冷，都是时行寒疫。三月、四月的时候，有时天气突然寒冷，这个时候阳气还比较弱，如果被寒邪所伤，热病还比较轻。五月、六月的时候，阳气已经兴盛，如果被寒邪所伤，热病就会很重。七月、八月的时候，阳气已经衰退，即使被寒邪所伤，热病也比较轻微。时行寒疫和温病、暑病有相似的地方，只是在治法上有所不同罢了。

【原文】十五日得一气，于四时之中，一时有六气，四六名为二十四气。然气候亦有应至仍不至，或有未应至而至者，或有至而太过者，皆成病气也。但天地动静，阴阳鼓击者，各正一气耳。是以彼春之暖，为夏之暑；彼秋之忿，为冬之怒。

是故冬至之后，一阳爻升，一阴爻降也；夏至之后，一阳气下，一阴气上也。斯则冬夏二至，阴阳合也；春秋二分，阴阳离也。阴阳交易，人变病焉。

【译文】十五天为一个节气，在一年四季之中，每个季节有六个节气，总共二十四个节气。但是气候和节气也不是完全一致的。有时候节气已到，气候却没有随之改变；有时候节气未到，气候却提前改变；有时候气候提前改变，待节气至又太过的，这就都成了可以造成疾病的邪气。但是季节的变换，阴阳二气的变化，都各有正常的自然规律，一般都是由春天的温暖，渐渐发展为夏季的暑热；秋天的凉爽，渐渐变为冬季的严寒。

所以在冬至以后，由坤卦变为复卦，增加了一个阳爻，而减少了一个阴爻，是阳升阴降；夏至以后，由乾卦变为姤卦，减少了一分阳气，增加了一分阴气，是阴升阳降。也就是说冬至和夏至，是阴阳二气相交接的时候，春分和秋分是阴阳二气相背离的时候。在这阴阳二气交错变化的时候，人体如不能适应这种变化，就容易生病。

【原文】 此君子春夏养阳、秋冬养阴，顺天地之刚柔也。小人触冒，必婴暴疹。须知毒烈之气，留在何经，而发何病，详而取之。是以春伤于风，夏必飧泄；夏伤于暑，秋必病疟；秋伤于湿，冬必咳嗽；冬伤于寒，春必病温。此必然之道，可不审明之。伤寒之病，逐日浅深，以施方治。今世人伤寒，或始不早治，或治不对病，或日数久淹，困乃告医。医人又不依次第而治之，则不中病，皆宜临时消息制方，无不效也。

【原文】 今搜采仲景旧论，录其证候、诊脉声色、对病真方有神验者，拟防世急也。

又土地温凉，高下不同；物性刚柔，飧居亦异。是故黄帝兴四方之问，岐伯举四治之能，以训后贤，开其未悟者。临病之工，宜须两审也。

【译文】 故熟知养生之道的人们，在春夏季养阳、秋冬季养阴，以适应自然界的变化。不懂养生的人，则顺应不了自然界的变化，感受四时邪气，就会患急性热病。若要知道这些毒烈的邪气侵害哪一经，产生什么病，就必须详细诊察，才能得出正确的结论。所以，春季感受风邪，夏天就发生泄泻；夏天感受暑邪，秋冬就会发疟疾；秋天感受湿邪，冬天就会发咳嗽；冬天受寒，春天则会产生温病。这是理所当然的，医生必须明白深究。伤寒的病情，是随着日程而由浅转深，逐渐加重的，应该根据病情的轻重情况决定治法和处方。现在有很多人患了伤寒病，开始不及时治疗，或者治疗不对症，或者拖延了很长的时间，直到病势十分严重时，才来就医，医生又不按照治疗程序去用药，因而药不对证，怎么能把病治好呢！如果能依据当时的病情，斟酌制订方药，不会没有效果的。

【译文】 现在搜集张仲景原来的著作，收录了他所论述的症候，以及诊脉、闻声、观色等诊病方法，还有那些有神奇效果的治病真方，编次成书，以备世人急需。

另外，地域有气候温凉和地势高低的不同；物产的性质有刚硬柔软的区别，人们的饮食起居和风俗习惯也都不一样。因此黄帝才提出四方的居民患同一种病而治法各有不同的问题，岐伯才列举了砭石、毒药、艾灸和针刺四种治疗方法，以此来启发后世学者，开导那些墨守成规不知变通的医生。临床治病的医生应当认真思考，全面地审察。

【原文】凡伤于寒，则为病热，热虽甚不死。若两感于寒而病者，必死。

尺寸俱浮者，太阳受病也，当一二日发。以其脉上连风府，故头项痛，腰脊强。

尺寸俱长者，阳明受病也，当二三日发。以其脉夹鼻络于目，故身热目痛鼻干，不得卧。

尺寸俱弦者，少阳受病也，当三四日发。以其脉循胁络于耳，故胸胁痛而耳聋。此三经皆受病，未入于府者，可汗而已。

【译文】凡是伤于寒邪的，就会出现发热的病变，热势虽然很盛，但不会死亡。如果表里阴阳两经同时感受了寒邪而发病的，就容易死亡。

寸关尺都见浮脉的，是太阳经感受了病邪，一般会在受邪后第一、第二天发病。因为太阳经上连风府，所以见头项部疼痛、腰背部拘强。

寸关尺都见长脉的，是阳明经感受了病邪，一般会在受邪后第二、第三天发病。因为阳明经起于鼻翼，挟鼻上行连络至眼部，所以身体发热、两眼疼痛、鼻腔干燥，不能安卧。

寸关尺都见弦脉的，是少阳经感受了病邪，一般会在受邪后第三、第四天发病。因为少阳经循行于两胁部并连络两耳，所以会出现胸胁疼痛、耳聋。以上这三经若都感受病邪，且邪气没有传入胃腑的，可用发汗的方法治疗。

【原文】尺寸俱沉细者，太阴受病也，当四五日发。以其脉布胃中，络于嗌，故腹满而嗌干。

尺寸俱沉者，少阴受病也，当五六日发。以其脉贯肾络于肺，系舌本，故口燥舌干而渴。

尺寸俱微缓者，厥阴受病也，当六七日发。以其脉循阴器络于肝，故烦满而囊缩。此三经皆受病，已入于腑，可下而已。

【译文】寸关尺都见沉细脉的，是太阴经感受了病邪，一般会在受邪后第四、第五天发病。因为太阴经布散于胃肠，连络到咽喉部，所以见腹部胀满、咽喉干燥。

寸关尺都见沉脉的，是少阴经感受了病邪，一般会在受邪后第五、第六天发病。因为少阴经贯肾络肺一直到舌根，所以见口舌干燥、口渴。

寸关尺都见微缓脉的，是厥阴经感受了病邪，一般会在受邪后第六、第七天发病。因为厥阴经循行于外阴并络于肝脏，所以见烦闷、阴囊挛缩。以上这三经都感受了病邪，如果病邪已传入胃腑的，可以用攻下的方法治疗。

【原文】 若两感于寒者，一日太阳受之，即与少阴俱病，则头痛口干，烦满而渴。二日阳明受之，即与太阴俱病，则腹满身热，不欲食，谵语。三日少阳受之，即与厥阴俱病，则耳聋，囊缩而厥，水浆不入，不知人者，六日死。若三阴三阳、五脏六腑皆受病，则荣卫不行，脏腑不通，则死矣。

【原文】 其不两感于寒，更不传经，不加异气者，至七日太阳病衰，头痛少愈也。八日阳明病衰，身热少歇也。九日少阳病衰，耳聋微闻也。十日太阴病衰，腹减如故，则思饮食。十一日少阴病衰，渴止舌干，已而嚏也。十二日厥阴病衰，囊纵，少腹微下，大气皆去，病人精神爽慧也。若过十三日以上不间，寸尺陷者，大危。

【译文】 如果互为表里的阴阳两经同时感受了寒邪，第一天太阳经感受了邪气，和少阴经同时发病，就会出现头痛、口干、烦闷、口渴的症状。第二天阳明经感受了邪气，和太阴经同时发病，就会出现腹部胀满、身体发热、不欲饮食、谵语等症状。第三天少阳经感受了邪气，和厥阴经同时发病，就会出现耳聋、阴囊挛缩和四肢厥冷等症状，如果又出现汤水不能下咽且昏迷不省人事的，六天就会死亡。如果三阴经、三阳经以及五脏六腑都感受了邪气而发病，则营卫之气不能运行，脏腑气机不通，就必死无疑了。

【译文】 若患者不是阴阳二经同时感病，又没有传经发生，而且没有再感受到新的致病邪气的，到第七天，太阳病就会衰退，头痛就会明显好转；第八天阳明病减轻，发热就会稍退；第九天少阳病减轻，耳聋渐渐恢复，就可以听得见声音；第十天太阴病减轻，腹胀恢复到正常，并开始恢复食欲；第十一天少阴病减轻，口不渴、舌不干，且打喷嚏；第十二天厥阴病减轻，缩入的阴囊就会松弛复原，小腹拘急缓解，邪气皆去，患者精神爽适。倘若已经过了十三日，病势仍未好转，三部脉皆沉伏的，那就非常危险了。

【原文】若更感异气，变为他病者，当依后坏病证而治之。若脉阴阳俱盛，重感于寒者，变成温疟。阳脉浮滑，阴脉濡弱者，更遇于风，变为风温。阳脉洪数，阴脉实大者，更遇温热，变为温毒，温毒为病最重也。阳脉濡弱，阴脉弦紧者，更遇温气，变为温疫。以此冬伤于寒，发为温病。脉之变证，方治如说。

【原文】凡人有疾，不时即治，隐忍冀差，以成痼疾。小儿女子，益以滋甚。时气不和，便当早言，寻其邪由，及在腠理，以时治之，罕有不愈者。患人忍之，数日乃说，邪气入脏，则难可制。此为家有患，备虑之要。凡作汤药，不可避晨夜，觉病须臾，即宜便治，不等早晚，则易愈矣。如或差迟，病即传变，虽欲除治，必难为力。服药不如方法，纵意违师，不须治之。

【译文】若重感新的邪气，变成其他疾病的，应当依据后面所述其他病症进行施治。如果寸关尺三部脉都盛实有力，说明再次感受了寒邪，变成了温疟①。如果是寸脉浮滑，尺脉濡弱的情况，是因为又遭受到风邪，变成了风温。如果寸脉洪数，尺脉实大的，是因为又遭受到温热邪气，变成了温毒。如果是寸脉濡弱、尺脉弦紧的情况，是因为又遭受到温热邪气，变成了温病。因为这些都是冬季先感受寒邪，又感他邪而发为温病的，应当审察其脉证的变化，依照变证的特点，选取治疗方法。

【译文】人一旦得了疾病，应当及时治疗，若不能及时求医诊治，而隐瞒或忍耐，希望侥幸自愈，就可能造成顽固难愈的后果。孩子和妇女在这方面尤其要更加注意。如果因外受时令之邪而感到不舒服，就应当及早告诉医生，找出致病的原因。当邪在腠理的时候，及时治疗，很少有治不好的。患者忍耐着痛苦，几天以后才向医生诉说病情，但邪气已深入内脏，就不易治疗了。家中有患者的，这是应当特别注意的要点。凡是使用汤药治病，不可分白天黑夜，只要一感觉到有病，就应当立即制备汤药用于治疗，不要再等到早晨或晚上，这样病就容易治愈了。如果有所拖延，病情就会发生传变，虽然想治疗，也无能为力。凡是不按照规定的方法去服药，恣意违反医嘱的患者，那就不必去治疗了。

①温疟：是一种先热后寒的疟疾。

【原文】 凡伤寒之病，多从风寒得之。始表中风寒，入里则不消矣，未有温覆而当不消散者。不在证治，拟欲攻之，犹当先解表，乃可下之。若表已解，而内不消，非大满，犹生寒热，则病不除。若表已解，而内不消，大满大实坚有燥屎，自可除下之，虽四五日，不能为祸也。

若不宜下，而便攻之，内虚热入，协热遂利，烦躁诸变，不可胜数，轻者困笃，重者必死矣。

【译文】 凡是伤寒这种病，大多由感受风寒引起。开始体表被风寒所伤，只要注意加盖衣被，适当地发汗，没有不消散的，邪气一旦入里就不容易消散了。不详察症候及论治原则，就打算要攻邪，这是很盲目的，还是应当先解除表邪，然后才可以攻下。如果表邪已经解除，而里证没有消除，未见腹部胀满，是寒热内结，则此时用攻下也无用；若表邪已解，里证未消，腹中胀满结实、有燥屎内结的，自然可以用攻下的方法，虽然这个过程需要四五天，也影响不大。

如果不适合使用攻下的方法而贸然去使用，里气被伤，邪热乘里虚而内陷，于是就造成协热利①、烦躁不安等变证，这种情况可以说是数不胜数的，其中轻一些的病情会加重而危笃，严重的就会危及生命了。

①协热利：病症名，是泄利挟有表热的一种疾病。

【原文】夫阳盛阴虚，汗之则死，下之则愈。阳虚阴盛，汗之则愈，下之则死。夫如是，则神丹安可以误发，甘遂何可以妄攻？虚盛之治，相背千里，吉凶之机，应若影响，岂容易哉！况桂枝下咽，阳盛即毙；承气入胃，阴盛以亡。死生之要，在乎须臾，视身之尽，不暇计日，此阴阳虚实之交错，其候至微，发汗吐下之相反，其祸至速。而医术浅狭，懵然不知病源，为治乃误，使病者殒没，自谓其分。至今冤魂塞于冥路，死尸盈于旷野，仁者鉴此，岂不痛欤！

【译文】如果热邪盛导致阴液损伤，不可发汗，误汗就会导致死亡，应当攻下，泻去热邪，就能够痊愈。如果寒邪盛而卫阳被遏，治宜发汗，不可攻下，发汗则邪自表解而病愈，误用攻下则正伤邪陷而病变加剧，也可引起死亡。正因为这样，神丹岂可以误用，甘遂岂可以妄攻？须知虚与实的治法，相去甚远，用药得当与否涉及病情的安危，治病岂是容易的事呀！何况阳热过亢服用桂枝汤会毙命；阴虚过盛服用承气汤则会死亡。顷刻之间生死立判，眼望着患者死去，却来不及计算时间。这种阴阳、虚实交互错杂的变化，在症候表现上极其轻微，若误用了发汗、涌吐、攻下等治法，就会很快产生不良的后果。医术水平低的人，糊里糊涂不了解病的根源，当然会犯治疗错误，造成患者死亡，还说是患者本来就该死，以致被误治而死的尸体遍于旷野，富有仁爱之心的人，能不感到痛心吗！

【原文】 凡两感病俱作，治有先后。发表攻里，本自不同，而执迷用意者，乃云神丹甘遂合而饮之，且解其表，又除其里。言巧似是，其理实违。夫智者之举错也，常审以慎；愚者之动作也，必果而速。安危之变，岂可诡哉！世上之士，但务彼翕习之荣，而莫见此倾危之败。惟明者居然能护其本，近取诸身，夫何远之有焉？

【原文】 凡发汗温暖汤药，其方虽言日三服，若病剧不解，当促其间，可半日中尽三服。若与病相阻，即便有所觉。病重者，一日一夜当晬时观之。如服一剂，病证犹在，故当复作本汤服之。至有不肯汗出，服三剂乃解。若汗不出者，死病也。

【译文】 表里同时发病的，治疗的方法应有先后次序。发表和攻里，本来就不相同，而执迷不悟又固执己见的人，就说有发汗奇效的神丹与有攻下作用的甘遂之剂合在一起服用，既可以解表邪，又可以除里实。这种巧妙的言论好像正确，其实完全违背了医学的道理。高明医生的举动，常常是周密而谨慎的；庸医的做法和行为，必然是鲁莽和急躁的。这关系到患者生命安危的变化，怎么可以诡辩呢？世上的一般人，只是追求那显赫的荣华富贵，而看不到这致命的危险。只有那些明智的通晓事理的人才懂得固护生命的根本，并能从身边的事物中，汲取有益于健康的道理。如果都能这样，那么人人可以健康长寿，又怎能说是遥远的事呢？

【译文】 凡是具有发汗作用的属性温暖的汤药，虽然处方上说一天服用三次，如果病情严重而不能解除，就应当缩短两次服药的间隔时间，可以在半天内服完三次。如果药不对症，服药后就会发现不适的感觉。病情严重的，应当昼夜二十四小时都注意严密观察。如果服完一剂药后病症还在，就应当再将这种汤药给患者服用。至于不容易出汗的人，有的一直服三剂药才使病症得到解除。如果始终不出汗，那就是死证了。

【原文】凡得时气病,至五六日,而渴欲饮水,饮不能多,不当与也。何者?以腹中热尚少,不能消之,便更与人作病也。至七八日,大渴欲饮水者,犹当依证而与之。与之常令不足,勿极意也,言能饮一斗,与五升。

若饮而腹满,小便不利,若喘若哕,不可与之。忽然大汗出,是为自愈也。

【原文】凡得病,反能饮水,此为欲愈之病。其不晓病者,但闻病饮水自愈,小渴者乃强与饮之,因其成祸,不可复数也。

凡得病,厥脉动数,服汤药更迟,脉浮大减小,初躁后静,此皆愈证也。

凡治温病,可刺五十九穴。又身之穴三百六十有五,其三十穴灸之有害,七十九穴刺之为灾,并中髓也。

【译文】凡是患了时气病的人,到第五、第六天的时候会口渴想喝水,但又不能多喝,那就不要勉强给他多喝。为什么呢?因为患者里热还不盛,不能消耗大量的水,过多饮水,只会给他添病。到了第七、第八天,口大渴而想喝水的,还要根据具体病情适当地给他水喝,即使他有水没喝够的感觉,不要让他尽情痛饮。他说能喝一斗,就只给他五升。

如果喝水后出现腹部胀满、小便不利,或者气喘,或者呃逆等症状,就不能再给他喝水了。如果喝水后忽然出了一身大汗,这说明病快要痊愈了。

【译文】凡是患病以后,反而能喝水的,这是阳气恢复,疾病将要痊愈的征兆。有些不了解病理的人,只听说有的病通过喝水可以自愈,于是遇到稍稍口渴的患者就强迫他多喝水,因此就酿成了祸患,这种情况是很多的。

阳热亢盛,脉多动数,服汤药以后脉由数变迟,由浮大变小,症状由当初的烦躁不宁变为心安神静,这都是病快要痊愈的表现。

凡是治疗温热病,可以针刺五十九个穴位。另外,人身上共有三百六十五个穴位,其中三十个穴位用灸法有害处,七十九个穴位用针刺法有危险,并且容易伤及骨髓。

【原文】脉四损，三日死。平人四息，病人脉一至，名曰四损。

脉五损，一日死。平人五息，病人脉一至，名曰五损。

脉六损，一时死。平人六息，病人脉一至，名曰六损。

【原文】脉盛身寒，得之伤寒；脉虚身热，得之伤暑。脉阴阳俱盛，大汗出不解者死。脉阴阳俱虚，热不止者死。脉至乍数乍疏者死。脉至如转索，其日死。谵言妄语，身微热，脉浮大，手足温者生；逆冷，脉沉细者，不过一日死矣。此以前是伤寒热病证候也。

【译文】脉见四损的，三天内就会死亡。正常人呼吸四次，患者的脉搏才跳动一次，这叫作"四损"。

脉见五损的，一天内就会死亡。正常人呼吸五次，患者的脉搏才跳动一次，这叫作"五损"。

脉见六损的，一个时辰（两小时）内就会死亡。正常人呼吸六次，患者的脉搏才跳动一次，这叫作"六损"。

【译文】脉象盛而实，伴有身体发冷，是由外感寒邪导致的；脉象虚软，并伴有身上发热的，是由外感暑热之邪导致的。寸部和尺部脉都盛实有力，出汗非常多且不止，但病不解除的，是死证。寸部和尺部脉都虚软，又高热不退的，是死证。脉的搏动忽而快忽而慢的，是死证。脉来像转动的绳索，紧急而硬，毫无濡弱之象，当天就会死亡。胡言乱语，身上轻度发热，脉象浮大，手脚温暖的，可以痊愈；如果手脚逆冷，脉象沉细的，不出一天就会死亡。这些表现出来的都是伤寒热病的症候。

辨痉湿暍①脉证第四

【原文】伤寒所致太阳病痉湿暍此三种，宜应别论，以为与伤寒相似，故此见之。

太阳病，发热无汗，反恶寒者，名曰刚痉。太阳病，发热汗出，而不恶寒，名曰柔痉。太阳病，发热，脉沉而细者，名曰痉。太阳病，发汗太多，因致痉。

病身热足寒，颈项强急，恶寒，时头热面赤，目脉赤，独头面摇，卒口噤，背反张者，痉病也。

【译文】伤寒所引起的太阳病和痉病、湿病、暍病这三种病，本应当分别讨论。但因为它们和伤寒病有相类似的地方，因此在这里先介绍一下。

太阳病，有发热、无汗的症状，并且患者恶寒的，叫作"刚痉"。太阳病，表现为发热、汗出，并且不恶寒的，叫作"柔痉"。太阳病，表现为发热，兼脉象沉细的，叫作"痉病"。太阳病，由于发汗过多，津液损伤，引起了痉病。

患者身体发热，两脚寒凉，颈项部强硬挛急，恶寒，时而头部烘热，颜面潮红，两眼充血红赤，只有头部摇动，突然牙关紧闭、口不能开，背部强直痉挛、角弓反张，这种情况就是痉病。

【原文】太阳病，关节疼痛而烦，脉沉而细者，此名湿痹。湿痹之候，其人小便不利，大便反快，但当利其小便。湿家之为病，一身尽痛，发热，身色如似熏黄。湿家其人但头汗出，背强，欲得被覆向火，若下之早则哕。胸满，小便不利，舌上如胎者，以丹田有热，胸中有寒，渴欲得水，而不能饮，口燥烦也。

【译文】太阳病，表现为关节疼痛烦热、脉象沉细的，这叫作"湿痹"。患者的症状表现为小便不利，大便反而畅快，治疗只应当利小便。久患湿病的人所表现的主要症状是全身各处都疼痛，发热，皮肤的颜色像被烟熏过一样晦暗发黄，没有光泽。久患湿病的人，只是头部出汗，背部拘紧不柔和，老想要加衣盖被和烤火，如果过早地使用攻下的方法，就会出现呃逆。胸中满闷，小便不利，舌面上出现白滑的舌苔，因为下焦丹田部有热，上焦胸中有寒湿，口渴想要喝水，但又不能喝，主要是口中干燥不适的缘故。

①暍：读作"yē"，指中暑、热病。

【原文】湿家下之，额上汗出，微喘，小便利者死，若下利不止者亦死。

问曰：风湿相搏，一身尽疼痛，法当汗出而解。值天阴雨不止，医云此可发汗，汗之病不愈者，何也？答曰：发其汗，汗大出者，但风气去，湿气在，是故不愈也。若治风湿者，发其汗，但微微似欲出汗者，风湿俱去也。

湿家病，身上疼痛，发热面黄而喘，头痛鼻塞而烦，其脉大，自能饮食，腹中和无病，病在头中寒湿，故鼻塞，内药鼻中则愈。

病者一身尽疼，发热日晡①所剧者，此名风湿。此病伤于汗出当风，或久伤取冷所致也。

【原文】太阳中热者，暍是也。其人汗出恶寒，身热而渴也。

太阳中暍者，身热疼重，而脉微弱，此以夏月伤冷水，水行皮中所致也。

太阳中暍者，发热，恶寒，身重而疼痛，其脉弦细芤迟，小便已，洒洒然毛耸，手足逆冷，小有劳身即热，口开，前板齿燥。若发汗则恶寒甚；加温针则发热甚，数下之则淋甚。

【译文】对久患湿病的人使用攻下法，患者出现额头上出汗、呼吸微微喘促不去、小便多的症状，是死证。如果有下利不止的症状，也是死证。

问：风邪和湿邪相互搏结，患者全身都感到疼痛，应当通过发汗的方法解决。正值天阴下雨不停，医生说这个病可以发汗，但发汗以后病症并没有痊愈，这是什么原因呢？答：发汗法造成汗大出的，只是使风邪得到了祛除，而湿邪仍然存在，因此病就不能痊愈。如果是治疗风湿病，用发汗的方法，只应使患者轻微地出汗就可以，风邪和湿邪就都能够祛除了。

久患湿病的人，出现身上疼痛、时有发热、面部发黄、气喘、头痛、鼻塞并且心烦等症状，患者的脉象大，饮食正常，这说明患者腹中调和没有病痛，病的根源就在于头部中了寒湿邪气，因此会出现鼻塞，采用鼻孔塞药的治疗方法就可以痊愈。

患者全身都感觉疼痛，下午三时至五时出现热势加重的，这叫作"风湿病"。这个病是由于出汗后又感受风邪，被风邪所伤，或者是由于长期贪凉饮冷所造成的。

【译文】太阳经受到暑热邪气侵害的，是暍病，也就是中暑。患者有汗出、怕冷、身上发热和口渴的症状。

太阳经中暑的患者，身体发热而疼痛，脉象微弱，这是夏天被冷水所伤，水邪侵入肌肤皮部所造成的。

太阳经中暑的患者，出现发热、怕冷、身体沉重和疼痛，脉象见弦、细、芤、迟，解完小便后，汗毛耸立、瑟瑟发抖、手脚冰冷，稍微活动身上就出现发热、张口呼吸、门牙干燥等症状。如果用发汗的方法来治疗，恶寒就会更加严重；如果加用温针，发热也会更加严重；如果屡屡用攻下的方法来治疗，小便淋涩不畅就会更加严重。

①晡：读作"bū"，是一天中阳气最盛的时候，一般指申时，即下午三点至五点。

辨太阳病脉证并治上第五

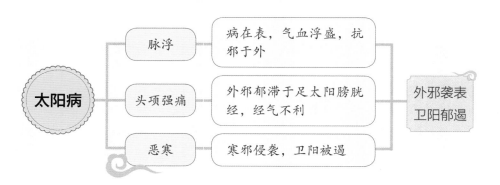

太阳病主要表现

太阳病
- 脉浮 —— 病在表，气血浮盛，抗邪于外
- 头项强痛 —— 外邪郁滞于足太阳膀胱经，经气不利
- 恶寒 —— 寒邪侵袭，卫阳被遏

外邪袭表
卫阳郁遏

【原文】太阳之为病，脉浮，头项强痛而恶寒。

太阳病，发热，汗出，恶风，脉缓者，名为中风。

太阳病，或已发热，或未发热，必恶寒，体痛，呕逆，脉阴阳俱紧者，名为伤寒。

伤寒一日，太阳受之，脉若静者，为不传；颇欲吐，若躁烦，脉数急者，为传也。

伤寒二三日，阳明、少阳证不见者，为不传也。

【译文】太阳经受邪所表现出来的主要症候是脉浮、头痛、颈项拘紧不柔和、恶寒。

太阳病，出现发热、汗出、恶风、脉浮缓的，名叫"中风证"。

太阳病，或者已经出现发热，或者尚未出现发热，但必定出现恶寒，同时身体疼痛，呕吐，尺寸脉都是紧脉的，名叫"伤寒证"。

伤寒病①初起，第一天是太阳经感受邪气，如果脉象平静，说明邪气不传其他经；如果想呕吐、心烦不安、脉象数急的，说明邪气有向其他经传变的趋势。

伤寒病的第二、第三天，如果没有出现阳明经或少阳经症候的，说明病仍在太阳经，没有发生传变。

【原文】太阳病，发热而渴，不恶寒者，为温病。若发汗已，身灼热者，名风温。风温为病，脉阴阳俱浮，自汗出，身重，多眠睡，鼻息必鼾，语言难出。若被下者，小便不利，直视失溲；若被火者，微发黄色，剧则如惊痫，时瘛疭，若火熏之。一逆尚引日，再逆促命期。

①此处的"伤寒病"为广义伤寒，上面的"伤寒证"为狭义伤寒。

【译文】太阳病，出现发热、口渴、不恶寒的症状，就是温病。如果汗出以后身体灼热的，名叫"风温"。风温这种病，寸脉和尺脉都见浮象，出现自汗出、身体沉重、困倦嗜睡、有鼾声、言语困难等症状。如果误用攻下的方法治疗，则会出现小便量少、两眼呆滞直视、尿失禁的症状；如果误用火攻的方法治疗，轻的会出现皮肤发黄，重的就会引起类似惊痫的症状，时时抽搐，皮肤苍黄晦暗。倘若再用火熏法，就错上加错。一次误治，还可能延续时日，再三误治，只会加速患者的死亡。

【原文】病有发热恶寒者，发于阳也；无热恶寒者，发于阴也。发于阳，七日愈；发于阴，六日愈。以阳数七，阴数六故也。

太阳病，头痛至七日以上自愈者，以行其经尽故也。若欲作再经者，针足阳明，使经不传则愈。

太阳病欲解时，从巳至未上。

风家，表解而不了了者，十二日愈。

病人身大热，反欲得衣者，热在皮肤，寒在骨髓也；身大寒，反不欲近衣者，寒在皮肤，热在骨髓也。

【译文】病症表现为发热与恶寒并见的，是发于阳经；表现为不发热而只恶寒的，是发于阴经。阳经症候，七天可以痊愈；阴经症候，六天可以痊愈。这是因为七为阳数，六为阴数的缘故。

太阳病，头痛到第七天以后能自行痊愈的，是因为邪气在太阳经致病的过程中已经结束的缘故。如果邪气有再传其他经的趋势，可以针刺足阳明经的穴位，使邪气不能传经而病症痊愈。

太阳病将要解除的时间是在上午九时到下午三时之间。

患太阳中风证的人，表证解除以后，身体还会感到不爽快，大概到第十二天才会痊愈。

患者身体非常热，反而想多穿衣服的，是表有热、里有寒所致；身体冷得厉害，反而不想多穿衣服的，是假寒在体表，真热在内里所致。

辨别寒热真假

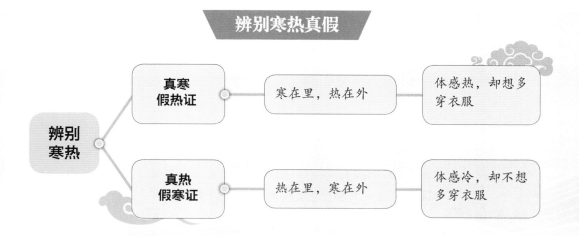

桂枝汤方解

本方是太阳中风证的主方。方中桂枝辛温，可以发散风寒、祛寒通阳；芍药酸寒，可以敛阴和营，二者配伍，能够起到调和营卫的效果。生姜辛温，佐桂枝以解表；大枣味甘，佐芍药以和中；炙甘草甘平，可调和诸药。此方为辛温解表之剂，以调和营卫、解肌发汗为主，外证得之解肌和营卫，内证得之化气调阴阳，被后世医学家尊为"群方之冠"。

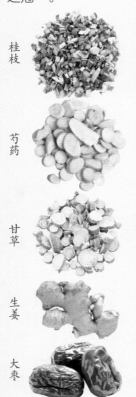

桂枝

芍药

甘草

生姜

大枣

【原文】太阳中风，阳浮而阴弱。阳浮者，热自发，阴弱者，汗自出，啬啬恶寒，淅淅恶风，翕翕发热，鼻鸣干呕者，桂枝汤主之。

【译文】太阳中风证，寸脉浮而尺脉弱。卫阳抗邪于外会出现发热，营阴内弱不能内守，而汗出，患者出现了恶风恶寒、身体发热，又见鼻塞气息不利、干呕等症状的，应当用桂枝汤治疗。

桂枝汤

【原文】桂枝三两,去皮　芍药三两　甘草二两,炙　生姜三两,切　大枣十二枚,擘

上五味，哎咀三味，以水七升，微火煮取三升，去滓，适寒温，服一升。服已须臾，啜热稀粥一升余，以助药力。温覆令一时许，遍身漐漐微似有汗者益佳，不可令如水流漓，病必不除。若一服汗出病差，停后服，不必尽剂。若不汗，更服依前法。又不汗，后服小促其间。半日许，令三服尽。若病重者，一日一夜服，周时观之。服一剂尽，病证犹在者，更作服。若汗不出，乃服至二三剂。禁生冷、粘滑、肉面、五辛、酒酪、臭恶等物。

【译文】桂枝汤由五味药组方。捣碎其中三味，用七升水，小火煮至留取三升，去掉药渣，等到冷热合适的时候，一次服一升。服药后片刻，接着喝一升多温热的稀粥，用来协助药力的发挥。再让患者盖棉被保暖两个小时左右，使全身微微汗出效果最佳，绝不可以使汗出像流水一样淋漓不断，那样病症必定不会解除。如果服一次药以后，汗出病症痊愈的患者，应当停服后面的药，不一定要把一剂药都服完。如果不出汗，患者要再依照前面所说的方法接着服药，如果还是不出汗，下次就要缩短两次服药的间隔时间，在半天之内，让患者把三剂药都服完。如果病重的，应当昼夜连续给药，并随时观察。服完一剂药后，病症还在的，再开一剂药，让患者接着服用。如果仍然不出汗，可连服两三剂。服药期间患者禁止食用生冷、黏滑、肉面、香辛料、酒肉肥甘、气味不良和有特异气味的食物等。

【原文】 太阳病，头痛，发热，汗出，恶风，桂枝汤主之。

【译文】 太阳病，症见头痛、发热、汗出、怕风，用桂枝汤主治。

【原文】 太阳病，项背强几几，反汗出恶风者，桂枝加葛根汤主之。

【译文】 太阳病，出现项背部强直拘急、出汗、恶风等症候的，应当用桂枝加葛根汤主治。

桂枝加葛根汤

【原文】 葛根四两　麻黄三两，去节　芍药二两　生姜三两，切　甘草二两，炙　大枣十二枚，擘　桂枝二两，去皮

上七味，以水一斗，先煮麻黄、葛根，减二升，去上沫，内诸药，煮取三升，去滓。温服一升，覆取微似汗，不须啜粥，余如桂枝法将息及禁忌。

【译文】 桂枝加葛根汤由七味药组方。用一斗水，先煮麻黄、葛根，煮去二升水时，去掉浮沫，加入其他药物，煮至留取三升，去掉药渣，每次趁温热服一升，盖棉被保暖，微发汗，不需要喝热稀粥，其余的调养护理方法和饮食禁忌等与服桂枝汤的要求相同。

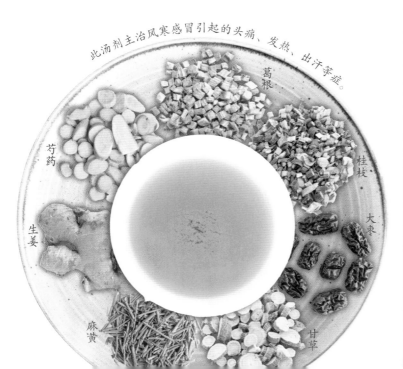

此汤剂主治风寒感冒引起的头痛、发热、出汗等症。

葛根

芍药

桂枝

生姜

大枣

麻黄

甘草

桂枝加葛根汤方解

本方主治太阳中风证兼筋脉失养。本方由桂枝汤加葛根组成，其中桂枝汤可解肌祛风，治汗出、恶风；葛根可解肌发表、入胃生津，治项背拘急。二者共用，能够达到解肌发汗、合营生津的效果。

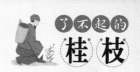

了不起的 **桂枝**

桂枝味辛、甘，性温，归心经、肺经、膀胱经，桂枝发汗解肌、温经通脉、助阳化气，可以用于缓解风寒引起的感冒、腰酸背痛、寒湿痹痛，以及阳气不足引起的胸痛、心悸等症。

评析

太阳病误用攻下法的诊治。 太阳病本应以汗法解表，若误用攻下后，表邪内陷，发生变证，则不可再以汗法解表，应随其变证来治疗。但若误用攻下后，患者胸中有气逆上冲的感觉，说明表邪未陷于内，正气尚未受伤，亦能与邪气相争，此时仍可以用桂枝汤解表祛邪，调和营卫。

随证加减

患者若出现喘证，则应加入宣降肺气之品以治喘，厚朴、杏仁善于宣降肺气，所以加用之。

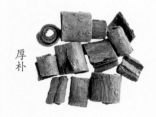

厚朴

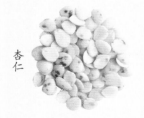

杏仁

【原文】 太阳病，下之后，其气上冲者，可与桂枝汤，方用前法。若不上冲者，不得与之。

【译文】 太阳病，误用攻下药以后，如果自觉有气逆上冲感觉的，可以用桂枝汤治疗，服用方法同前。如果误用后没有气逆上冲的感觉，就不能再用桂枝汤治疗。

【原文】 太阳病三日，已发汗，若吐、若下、若温针，仍不解者，此为坏病①，桂枝不中与之也。观其脉证，知犯何逆，随证治之。桂枝本为解肌，若其人脉浮紧，发热汗不出者，不可与之也。常须识此，勿令误也。

若酒客病，不可与桂枝汤，得之则呕，以酒客不喜甘故也。

【译文】 太阳病第三天，已经用了发汗法，或者涌吐法，或者攻下法，或者温针法，病症仍然不能解除的，便是坏病，桂枝汤不再适用。应该诊察现有的脉象、症候，了解误治病史，然后随证治疗。桂枝汤本来是解肌祛风的方子，如果患者脉浮紧，发热汗不出的，就不可以给他服用了。一定要记住这一点，千万不要出错。

平常爱喝酒的人得了太阳病，不可以服用桂枝汤，服了就会呕吐，这是因为嗜酒的人多湿热内蕴，不适合饮甘温药物。

【原文】 喘家，作桂枝汤，加厚朴杏子佳。

凡服桂枝汤吐者，其后必吐脓血也。

【译文】 素有喘疾的人，患了太阳中风证以后，用桂枝汤治疗时加入厚朴、杏仁更佳。

凡是服用桂枝汤后出现呕吐的，以后可能会吐脓血。

【原文】 太阳病，发汗，遂漏不止，其人恶风，小便难，四肢微急，难以屈伸者，桂枝加附子汤主之。

【译文】 太阳病，发汗太过，导致汗出淋漓不止，患者出现恶寒、小便短小、四肢轻度拘急、屈伸不灵活，用桂枝加附子汤主治。

---

①坏病：因误治导致病情发生恶化，症候变乱，难以命名，所以用"坏病"统一名称。

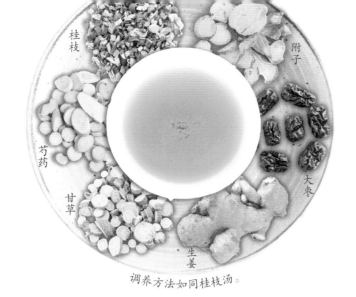

桂
枝

附
子

芍
药

大
枣

甘
草

生
姜

调养方法如同桂枝汤。

桂枝加附子汤

【原文】桂枝三两，去皮　芍药三两　甘草三两，炙　生姜三两，切　大枣十二枚，擘　附子一枚，炮，去皮，破八片

上六味，以水七升，煮取三升，去滓，温服一升。本云桂枝汤，今加附子。将息如前法。

【译文】桂枝加附子汤由六味药组方。用七升水，煮至留取三升，去掉药渣，每次温服一升。旧本原为桂枝汤，现今加入附子。调养护理方法如前。

【译文】太阳病，下之后，脉促胸满者，桂枝去芍药汤主之。

【译文】太阳病，误用攻下的方法治疗后，患者出现脉来急促、胸中满闷，应当用桂枝去芍药汤主治。

桂枝去芍药汤

【原文】桂枝三两，去皮　甘草二两，炙　生姜三两，切　大枣十二枚，擘

上四味，以水七升，煮取三升，去滓，温服一升。本云桂枝汤，今去芍药。将息如前法。

【译文】桂枝去芍药汤由四味药组方。用七升水，煮至留取三升，去掉药渣，每次温服一升。旧本原为桂枝汤，现今去掉芍药。调养护理方法如前。

🍶 桂枝加附子汤方解

本方主治太阳病发汗太过导致的阳虚液亏。方中附子温壮阳气，祛寒除湿；生姜与桂枝相用，调和营卫，振奋阳气，与附子相和，助阳而散寒；大枣补中益气，与桂枝、生姜合用，温阳以补阳；甘草益气补中，调和诸药。

🍶 桂枝去芍药汤方解

本方主治太阳病误攻下后，胸阳不振。此方为桂枝汤去芍药而成。桂枝、生姜、炙甘草、大枣相合，可以温振心胸阳气。四药相伍，辛甘相合，共成温振心胸阳气，祛邪达表之剂。

桂枝

甘草

生姜

大枣

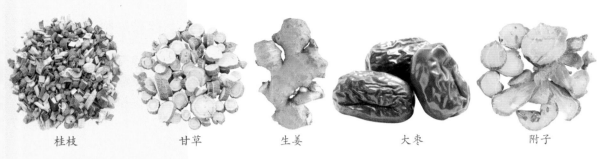

桂枝　　　　甘草　　　　生姜　　　　大枣　　　　附子

桂枝去芍药加附子汤方解

本方主治误攻下后阳气受损见微寒者。方中桂枝既可解肌调营卫，又可温通胸中阳气，有表邪则解表，无表邪则走里而温通；生姜解表散寒，温通阳气；附子温壮阳气；甘草、大枣补益中气，既可益营，又可扶阳气，更可调和诸药。

【原文】若微寒者，桂枝去芍药加附子汤主之。

【译文】假如误用攻下法后出现脉微、畏风寒较重的，用桂枝去芍药加附子汤主治。

桂枝去芍药加附子汤

【原文】桂枝三两，去皮　甘草二两，炙　生姜三两，切　大枣十二枚，擘　附子一枚，炮，去皮，破八片

上五味，以水七升，煮取三升，去滓，温服一升。本云桂枝汤，今去芍药加附子。将息如前法。

【译文】桂枝去芍药加附子汤由五味药组方。用七升水，煮至留取三升，去掉药渣，每次温服一升。旧本原为桂枝汤，现今去掉芍药加附子。调养护理方法如前。

【原文】太阳病，得之八九日，如疟状，发热恶寒，热多寒少，其人不呕，清便欲自可，一日二三度发。脉微缓者，为欲愈也；脉微而恶寒者，此阴阳俱虚，不可更发汗、更下、更吐也；面色反有热色者，未欲解也，以其不能得小汗出，身必痒，宜桂枝麻黄各半汤。

【译文】患太阳病已经八九天，像疟疾一样恶寒发热，发热时间多、恶寒时间短，一天发作两三次，但患者不呕吐，大小便正常，如果脉象渐趋调匀和缓的，是病症将要痊愈的表现；如果脉象微弱而恶寒的，便是表里均虚，不能再用发汗、涌吐、攻下的方法治疗；假如面部反而出现红色的，表明邪气仍郁滞在肌表未能解除，那么患者皮肤一定发痒，适宜用桂枝麻黄各半汤主治。

桂枝麻黄各半汤

【原文】桂枝一两十六铢，去皮　芍药　生姜切　甘草炙　麻黄各一两，去节　大枣四枚，擘　杏仁二十四枚，汤浸，去皮尖及两仁者

　　上七味，以水五升，先煮麻黄一二沸，去上沫，内诸药，煮取一升八合，去滓，温服六合。本云，桂枝汤三合，麻黄汤三合，并为六合，顿服。将息如上法。

【译文】桂枝麻黄各半汤由七味药组方。用五升水，先加入麻黄煎煮，待煮一二沸，去掉浮沫，再加入其余各药，煮至留取一升八合，去掉药渣，每次温服六合。旧本原为取三合桂枝汤、三合麻黄汤，合为六合，一次服完。调养护理方法如前。

【原文】太阳病，初服桂枝汤，反烦不解者，先刺风池、风府，却与桂枝汤则愈。

【译文】太阳病，若第一剂桂枝汤服完后，反而心烦不解的，这时可先针刺风池、风府，以疏经泄邪，然后再给予桂枝汤即可痊愈。

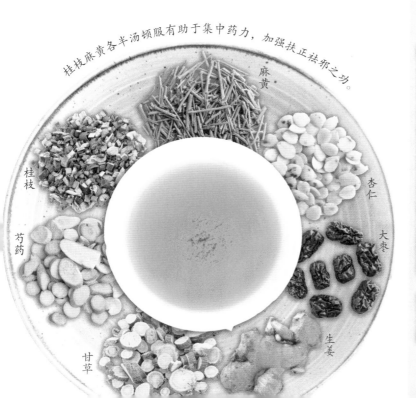

桂枝麻黄各半汤顿服有助于集中药力，加强扶正祛邪之功。

桂枝麻黄各半汤方解

　　本方主治表郁日久邪较轻者。麻黄汤可疏达皮毛，治表实无汗；桂枝汤可复阳固表，调和营卫。两方合用，以小剂量服之，可起到发小汗祛邪之效，并且不会因过汗而伤正气。

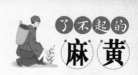

了不起的 **麻黄**

　　麻黄味辛、微苦，性温，归肺经、膀胱经，其善开宣肺气而发汗解表、平喘，通调水道、下输膀胱而利水消肿，温通散寒而通痹、散结，发散力强，平喘力好，主治风寒表实无汗，兼咳喘者。

桂枝二麻黄一汤方解

本方主治表郁日久邪较轻者。 本方是桂枝汤和麻黄汤两方的合剂，但其麻黄、杏仁的分量比桂枝麻黄各半汤较轻，而芍药、甘草、生姜又比各半汤重，故其发汗力度较各半汤小。因此，本方适用于大汗出后邪气滞留太阳经，出现"如疟"的症状，以调和营卫，轻开腠理，微发其汗。

【原文】服桂枝汤，大汗出，脉洪大者，与桂枝汤如前法。若形似疟，一日再发者，汗出必解，宜桂枝二麻黄一汤。

【译文】服桂枝汤后，大汗淋漓，脉象洪大，表证仍在，依然用桂枝汤治疗，服药方法同前。如果患者好像发疟疾一样恶寒发热，一天发作两次，需要用发汗法治愈，适宜用桂枝二麻黄一汤。

桂枝二麻黄一汤

【原文】桂枝一两十七铢，去皮　芍药一两六铢　麻黄十六铢，去节　生姜一两六铢，切　杏仁十六个，去皮尖　甘草一两二铢，炙　大枣五枚，擘

上七味，以水五升，先煮麻黄一二沸，去上沫，内诸药，煮取二升，去滓，温服一升，日再服。本云，桂枝汤二分，麻黄汤一分，合为二升，分再服。今合为一方，将息如前法。

【译文】桂枝二麻黄一汤由七味药组方。用五升水，先加入麻黄，煮一二沸，去掉浮沫，再加入其他药物，煮至留取二升，去掉药渣，每次温服一升，一天服两次。旧本原为取两份桂枝汤，一份麻黄汤，混合成二升，分两次服用。现在合为一个方子，调养护理方法如前。

白虎加人参汤方解

本方用于服桂枝汤出大汗后热盛津伤者。 生石膏与知母合用，清热而不伤津，滋阴而不恋邪；炙甘草、粳米滋养胃气，以防石膏过寒伤胃；人参益气生津。

【原文】服桂枝汤，大汗出后，大烦渴不解，脉洪大者，白虎加人参汤主之。

【译文】服了桂枝汤后，汗出得多，患者出现心烦口渴很厉害、饮水不能缓解、脉象洪大的，便是邪传阳明经，热盛而津伤，用白虎加人参汤主治。

白虎加人参汤

【原文】知母六两　石膏一斤，碎，绵裹　甘草炙，二两　粳米六合　人参三两

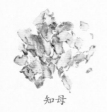
知母

石膏

甘草

粳米

人参

上五味，以水一斗，煮米熟汤成，去滓，温服一升，日三服。

【译文】白虎加人参汤由五味药组方。加一斗水煎煮，待粳米煮熟，去掉药渣，每次温服一升，一天服三次。

【原文】太阳病，发热恶寒，热多寒少。脉微弱者，此无阳也，不可发汗，宜桂枝二越婢一汤。

【译文】太阳病，发热恶寒，发热明显、恶寒轻微。患者脉象微弱，便是阳气虚弱，不能用发汗法治疗，适宜用桂枝二越婢一汤。

桂枝二越婢一汤

【原文】桂枝去皮　芍药　麻黄　甘草各十八铢，炙　大枣四枚，擘　生姜一两二铢，切　石膏二十四铢，碎，绵裹

上七味，以水五升，煮麻黄一二沸，去上沫，内诸药，煮取二升，去滓，温服一升。本云，当裁为越婢汤、桂枝汤合之，饮一升。今合为一方，桂枝汤二分，越婢汤一分。

【译文】桂枝二越婢一汤由七味药组方。用五升水，先加入麻黄，煮开一二沸，去掉浮沫，再加入其他药物，煮至留取二升，去掉药渣，每次温服一升。旧本原为：将越婢汤、桂枝汤的煎剂混合，每次温服一升。现将二方混合成一方，取两份桂枝汤，一份越婢汤。

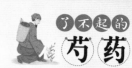

芍药味酸、苦、甘，性微寒，归肝、脾二经，有养血调经、平抑肝阳、柔肝止痛、敛阴止汗的功效，多用于治疗血虚、月经不调、自汗、盗汗、身痛诸症以及内分泌紊乱引起的面部黄褐斑等症。

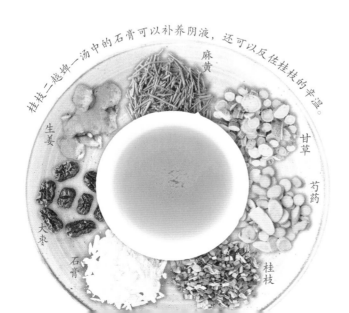

桂枝二越婢一汤中的石膏可以补养阴液，还可以反佐桂枝的辛温。

生姜　麻黄　甘草　芍药　大枣　石膏　桂枝

桂枝二越婢一汤方解

本方主治太阳病表未解之内热。桂枝汤调和营卫，越婢汤清泻里热。因本证外邪不重，内热偏重，故取2/3桂枝汤、1/3越婢汤，二者合一，为微发汗兼清里热之剂，可起到外散表邪、内清郁热的效果。

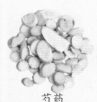 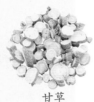 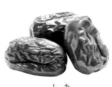

芍药　　　甘草　　　　生姜　　　　大枣　　　　　白术　　　　茯苓

桂枝去桂加茯苓白术汤方解

本方主治表邪挟饮。

因患者已发汗或攻下，担心津液已伤，所以去掉了桂枝。茯苓和白术具有健脾利水、化湿之效；芍药可缓急止痛、和营利水；甘草、大枣调和营卫；生姜和胃散水。六药相加，对于脾虚津伤，水气内停之证非常有效。

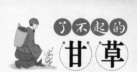

了不起的 甘草

甘草，味甘，性平，归心经、肺经、脾经、胃经，具有补脾益气、清热解毒、祛痰止咳、缓急止痛、调和诸药的功效，适用于脾胃虚弱、倦怠乏力、心悸气短、咳嗽痰多、痈肿疮毒，有助于缓解药物毒性。

【原文】 服桂枝汤，或下之，仍头项强痛，翕翕发热，无汗，心下满微痛，小便不利者，桂枝去桂加茯苓白术汤主之。

【译文】 服用桂枝汤后，或又使用了攻下法，患者依然头痛、项部拘急不柔和，身上发热、无汗，胃脘胀满、微感疼痛，小便不通畅的，用桂枝去桂加茯苓白术汤主治。

桂枝去桂加茯苓白术汤

【原文】 芍药三两　甘草二两，炙　生姜切　白术　茯苓各三两　大枣十二枚，擘

上六味，以水八升，煮取三升，去滓，温服一升，小便利则愈。本云，桂枝汤今去桂枝，加茯苓、白术。

【译文】 桂枝去桂加茯苓白术汤由六味药组方。用八升水，煮至留取三升，去掉药渣，每次温服一升，服药后小便通畅的就可痊愈。旧本原为桂枝汤，现用桂枝汤去掉桂枝，加入茯苓、白术。

【原文】 伤寒脉浮，自汗出，小便数，心烦，微恶寒，脚挛急，反与桂枝，欲攻其表，此误也。得之便厥，咽中干，烦躁，吐逆者，作甘草干姜汤与之，以复其阳；若厥愈足温者，更作芍药甘草汤与之，其脚即伸；若胃气不和，谵语者，少与调胃承气汤；若重发汗，复加烧针者，四逆汤主之。

【译文】 患伤寒病出现脉浮自汗，小便次数增多，心里不安，有轻微的恶寒，两脚拘急难伸的，反用桂枝汤来解表，这种治疗是错误的。服了桂枝汤以后，便可见四肢发冷、咽喉干燥、烦躁不安、呕吐气逆的，用甘草干姜汤来治疗，以恢复其阳气；服药后如果手足转温的，再用芍药甘草汤来治疗，两脚拘挛即能伸开；假使见到胃燥而谵语的，可少量给予调胃承气汤；如果因发汗太过，又用烧针，以致亡阳的，用四逆汤主治。

甘草干姜汤

【原文】甘草四两，炙　干姜二两
　　上二味，以水三升，煮取一
升五合，去滓，分温再服。

【译文】甘草干姜汤由二味药组
方。用三升水，煮至留取一升五合，
去掉药渣，分两次温服。

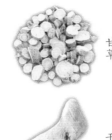

甘草

干姜

芍药甘草汤

【原文】白芍药①　甘草各四两，炙
　　上二味，以水三升，煮取一
升五合，去滓，分温再服。

【译文】芍药甘草汤由二味药组
方。用三升水，煮至留取一升五合，
去掉药渣，分两次温服。

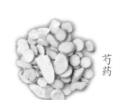

芍药

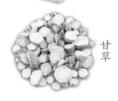

甘草

调胃承气汤

【原文】大黄四两，去皮，清酒洗
甘草二两，炙　芒硝半升
　　上三味，以水三升，煮取一升，
去滓，内芒硝，更上火微煮令沸，
少少温服之。

【译文】调胃承气汤由三味药组
方。用三升水，先加入大黄、甘
草煮至留取一升，去掉药渣，加
入芒硝，然后放在火上稍煮沸即
成，每次少量温服。

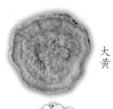

大黄

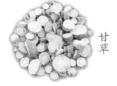

甘草

芒硝

---

①原方中白芍药即为芍药。

甘草干姜汤方解

　　本方主治脏腑虚寒。
甘草甘温，益气和中；
干姜性热，温中复阳。
二味辛甘合化为阳，使
中焦阳气恢复。甘草用
量多于干姜，为的是不
使干姜过于温燥，以免
损伤阴液。

芍药甘草汤方解

　　本方主治阴血亏虚。
芍药滋阴养血、柔肝止
痛；甘草益气健脾、补
中缓急。二味相配有酸
甘化阴、滋养营血、濡
润筋脉、缓挛止痛之效。

调胃承气汤方解

　　**本方主治阳明热结
夹虚。**大黄苦寒以泻热
通便、荡涤肠胃；芒硝
咸寒以攻下除热、软坚
润燥；甘草调和诸药。

四逆汤

【原文】 甘草二两，炙　干姜一两半　附子一枚，生用，去皮，破八片

上三味，以水三升，煮取一升二合，去滓，分温再服。强人可大附子一枚、干姜三两。

【译文】 四逆汤由三味药组方。用三升水，煮至留取一升二合，去掉药渣，分两次温服。身体强壮的可用一枚大附子、三两干姜。

【原文】 问曰：证象阳旦，按法治之而增剧，厥逆，咽中干，两胫拘急而谵语。师曰：言夜半手足当温，两脚当伸，后如师言，何以知此？

答曰：寸口脉浮而大，浮为风，大为虚，风则生微热，虚则两胫挛，病形象桂枝，因加附子参其间，增桂令汗出，附子温经，亡阳故也。厥逆咽中干，烦躁，阳明内结，谵语烦乱，更饮甘草干姜汤，夜半阳气还，两足当热，胫尚微拘急，重与芍药甘草汤，尔乃胫伸，以承气汤微溏，则止其谵语，故知病可愈。

【译文】 问：患者的症状像阳旦证[1]，按照桂枝汤证的治法进行治疗，结果反而使病情加剧，出现四肢冰冷、咽喉干燥、两小腿肌肉拘急疼痛，甚至出现谵语等症状。老师回答说：患者半夜手足应当温暖，两腿应当舒展，后来病情发展果然如老师说的那样，怎么判断这么准确的呢？

答：患者寸口脉浮而大，浮是感受风邪，大是虚的表现。感受风邪就会出现轻微发热，正气虚弱就会出现两小腿肌肉拘挛疼痛，很像桂枝汤证，因此用桂枝加附子汤，并加大桂枝用量，导致汗出亡阳，并兼阴液亏虚，从而出现四肢冰冷、咽喉干燥、心中烦躁等症状。治疗先给予甘草干姜汤，半夜阳气恢复，两腿就由厥冷转温暖，而肌肉拘挛疼痛尚未解除，于是再给予芍药甘草汤。服药后，阴液得复，则两脚就自由伸展了。假如误汗伤阴，导致阳明燥热内结，就会出现谵语、心中烦乱不安等症状，应当用承气汤攻下里实。服药后大便微见稀溏，则谵语等症状就会缓解，所以知道疾病可以痊愈。

四逆汤方解

本方主治阳虚阴寒。 附子、干姜配伍，重在温补肾阳以补先天。甘草甘缓和中，既能缓和干姜、附子燥烈峻猛之性，使其无伤阴之弊，且与干姜配伍，重在温补脾阳以补后天。综观本方，药简力专，大辛大热，使阳复厥回，四逆自温。

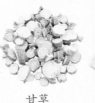
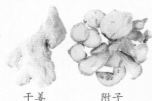

甘草　　　干姜　　　附子

①阳旦证：病症名，也叫"桂枝汤证"，指中风伤寒出现浮脉、发热往来、汗出恶风、颈项强、鼻塞、干呕症状的一种疾病。

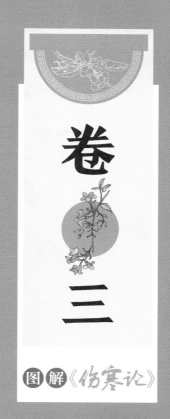

卷

三

图 解《伤寒论》

葛根汤方解

本方主治太阳表实证兼项背拘急。桂枝、麻黄、生姜具有辛温发汗、解肌祛邪的功效；葛根可缓解项背肌肉拘急不舒的状态；芍药、甘草、大枣酸甘化阴，滋养津液。诸药共用，有解肌发汗、生津舒筋的作用。

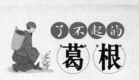

了不起的 葛根

葛根味甘、辛，性凉，归脾经、胃经，有解肌退热、生津止渴、升阳止泻、通经活络的功效，适用于外感发热头痛、项背强痛、口渴、消渴、热痢、泄泻、眩晕头痛、脑卒中偏瘫、胸痹心痛等症。

辨太阳病脉证并治中第六

【原文】太阳病，项背强几几，无汗恶风，葛根汤主之。

【译文】太阳病，项背部强直拘急不舒，肌表无汗而又怕风的，用葛根汤主治。

葛根汤

【原文】葛根四两 麻黄三两，去节 桂枝二两，去皮 生姜三两，切 甘草二两，炙 芍药二两 大枣十二枚，擘

上七味，以水一斗，先煮麻黄、葛根，减二升，去白沫，内诸药，煮取三升，去滓，温服一升。覆取微似汗，余如桂枝法将息及禁忌。诸汤皆仿此。

【译文】葛根汤由七味药组方。用一斗水，先放入麻黄、葛根煎煮，煮去二升水，除去上面的浮沫，再加入其他药物，煮至留取三升，去掉药渣，每次温服一升。服完药后盖上衣被取暖，使身体微微出汗。其余的调养护理方法和饮食禁忌与桂枝汤相同，其他汤剂的煎服方法都可以依照此方。

【原文】太阳与阳明合病者，必自下利，葛根汤主之。

【译文】太阳经与阳明经合病的，必然会出现下利，可用葛根汤主治。

【原文】太阳与阳明合病，不下利但呕者，葛根加半夏汤主之。

【译文】太阳经和阳明经同时感受外邪而发病，不见下利，但是有呕吐的，用葛根加半夏汤主治。

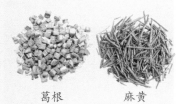

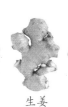

葛根　麻黄　桂枝　生姜　甘草　芍药　大枣

葛根加半夏汤

【原文】 葛根四两　麻黄三两,去节　甘草二两,炙　芍药二两　桂枝二两,去皮　生姜二两,切　半夏半升,洗　大枣十二枚,擘

上八味,以水一斗,先煮葛根、麻黄,减二升,去白沫,内诸药,煮取三升,去滓,温服一升。覆取微似汗。

【译文】 葛根加半夏汤由八味药组方。用一斗水,先放入葛根、麻黄煎煮,煮去二升水,除去上面的浮沫,再加入其他药物,煮至留取三升,去掉药渣,每次温服一升。服完药后盖上衣被取暖,使身体微微出汗。

【原文】 太阳病,桂枝证,医反下之,利遂不止,脉促者,表未解也;喘而汗出者,葛根黄芩黄连汤主之。

【译文】 太阳病,见到桂枝汤证的症状,本当用汗法,医生却反用攻下法,导致患者下利不止,这时脉象急促的,是表证尚未解除;这时若出现气喘、汗出等症状的,用葛根黄芩黄连汤主治。

葛根黄芩黄连汤

【原文】 葛根半斤　甘草二两,炙　黄芩三两　黄连三两

上四味,以水八升,先煮葛根,减二升,内诸药,煮取二升,去滓,分温再服。

【译文】 葛根黄芩黄连汤由四味药组方。用八升水,先放入葛根煎煮,煮去二升水,再加入其他药物,煮至留取二升,去掉药渣,分两次温服。

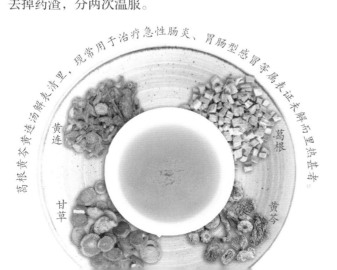

葛根黄芩黄连汤解表清里,现常用于治疗急性肠炎、胃肠型感冒等属表证未解而里热甚者。

 葛根加半夏汤方解

　　本方主治风寒表邪犯胃致呕。本方即葛根汤加半夏,葛根汤解表散寒而和中,加半夏以降逆止呕,涤饮而安胃气。

葛根黄芩黄连汤方解

　　本方主治阳明肠热下利。本方葛根用量较重,这是因为该药材在此方剂中一物多用,既可以解肌发汗、祛除表热,又可止利;黄芩、黄连均为苦寒药,具有清热燥湿的功效,可止汗除喘;甘草则可调和诸药。四药合用,清热止利,兼以解表,具表里双解之功效。

【原文】太阳病，头痛发热，身疼腰痛，骨节疼痛，恶风，无汗而喘者，麻黄汤主之。

【译文】太阳病，头痛、发热、身体疼痛、腰痛、关节疼痛、恶风、无汗而气喘的，用麻黄汤主治。

麻黄汤

【原文】麻黄三两，去节　桂枝二两，去皮　甘草一两，炙
杏仁七十个，去皮尖

上四味，以水九升，先煮麻黄，减二升，去上沫，内诸药，煮取二升半，去滓，温服八合。覆取微似汗，不须啜粥，余如桂枝法将息。

【译文】麻黄汤由四味药组方。用九升水，先放入麻黄煎煮，煮去二升水，除去浮沫，再加入其他药物，煮至留取二升半，去掉药渣，每次温服八合。服完药后盖上衣被取暖，使身体微微出汗。除不需要喝粥外，其余的调养护理方法与桂枝汤相同。

【原文】太阳与阳明合病，喘而胸满者，不可下，宜麻黄汤。

【译文】太阳经和阳明经同时感受外邪而发病，气喘而胸部出现胀闷者，不可用攻下法，宜用麻黄汤发汗解表。

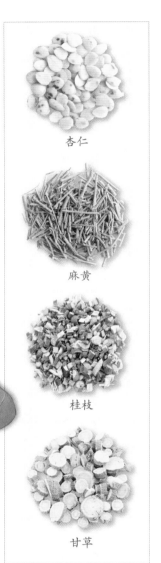

杏仁

麻黄

桂枝

甘草

麻黄汤方解

本方是治疗伤寒表实证的代表方。 麻黄与桂枝相配使营卫通畅，共成发汗峻剂；杏仁利肺降气，与麻黄配伍，可增强其平喘之功；炙甘草既可缓和麻黄、桂枝的峻烈之性，又能调和麻黄、杏仁之宣降不和。

评析

本条主要告诉医者治疗喘证必须辨清表里，依据是注意"满"的部位，胸满者在表，腹满者在里，今患者胸满，不宜用攻下，宜宣肺解表，表邪解则喘满自除。

【原文】 太阳病，十日以去，脉浮细而嗜卧者，外已解也。设胸满胁痛者，与小柴胡汤。脉但浮者，与麻黄汤。

【译文】 太阳病，已经过了十天，若患者脉象浮细而且喜欢睡觉的，这是表邪已解的征象。若出现胸部满闷、胁部疼痛的情况，可用小柴胡汤治疗。若仅见脉浮等表证的，可用麻黄汤治疗。

小柴胡汤

【原文】 柴胡半斤　黄芩　人参　甘草炙　生姜各三两，切　大枣十二枚，擘　半夏半升，洗

　　上七味，以水一斗二升，煮取六升，去滓，再煎取三升，温服一升，日三服。

【译文】 小柴胡汤由七味药组方。用一斗二升水，煮至留取六升，去掉药渣，再煎煮浓缩至三升，每次温服一升，一天服用三次。

【原文】 太阳中风，脉浮紧，发热恶寒，身疼痛，不汗出而烦躁者，大青龙汤主之。若脉微弱，汗出恶风者，不可服之。服之则厥逆，筋惕肉瞤，此为逆也。

【译文】 太阳中风证，脉象浮紧、发热、恶寒、身体疼痛、汗不得出而烦躁不安的，用大青龙汤主治。若患者脉象微弱，汗出怕风的，不可服用大青龙汤。若误服，就会出现四肢冰冷、筋肉跳动的症状，这是误治导致的。

①温粉：一种中药散剂，有止汗的功效。

大青龙汤

【原文】 麻黄六两，去节　桂枝二两，去皮　甘草二两，炙　杏仁四十枚，去皮尖　生姜三两，切　大枣十枚，擘　石膏如鸡子大，碎

　　上七味，以水九升，先煮麻黄，减二升，去上沫，内诸药，煮取三升，去滓，温服一升，取微似汗。汗出多者，温粉①粉之。一服汗者，停后服。若复服，汗多亡阳遂虚，恶风烦躁，不得眠也。

【译文】 大青龙汤由七味药组方。用九升水，先放入麻黄煎煮，煮去二升水，除去浮沫，再加入其他药物，煮至留取三升，去掉药渣，每次温服一升。服完药后盖上衣被取暖，使身体微微出汗。若服药后汗出过多的，用温粉擦拭于体表以止汗；若温服一次就出汗的，可以停止服用第二、第三次药。若继续服用，就会出汗过多，阳气外亡导致阳虚，出现怕风、烦躁不安、睡不着等症状。

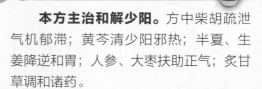

小柴胡汤方解

本方主治和解少阳。 方中柴胡疏泄气机郁滞；黄芩清少阳邪热；半夏、生姜降逆和胃；人参、大枣扶助正气；炙甘草调和诸药。

大青龙汤方解

本方主治外寒里热。 大青龙汤是麻黄汤化裁而来，为麻黄汤加重麻黄、甘草用量，减轻杏仁用量，再加石膏、生姜、大枣组成。七药同使，寒温并用，表里同治，有一汗而收表里双解之效。

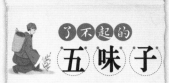

了不起的 五味子

五味子味酸、甘，性温，归肺经、心经、肾经，具有收敛固涩、益气生津、补肾宁心的功效，适用于久咳虚喘、梦遗滑精、遗尿尿频、久泻不止、自汗盗汗、津伤口渴、内热消渴、心悸失眠等症。

【原文】 伤寒脉浮缓，身不疼但重，乍有轻时，无少阴证者，大青龙汤发之。

【译文】 伤寒病见脉象浮缓，身体并不疼痛，但觉得沉重，然而又忽然减轻，只要没有少阴肾阳虚寒证，仍宜用大青龙汤解表清里。

【原文】 伤寒表不解，心下有水气，干呕，发热而咳，或渴，或利，或噎，或小便不利、少腹满，或喘者，小青龙汤主之。

【译文】 伤寒表证未解，胃脘有水饮之邪，患者干呕、发热、咳嗽。水饮之邪随气升降，则患者或兼口渴，或兼下利，或兼噎塞，或兼小便不利、小腹满，或兼气喘等，用小青龙汤主治。

小青龙汤

【原文】 麻黄去节　芍药　细辛　干姜　甘草炙　桂枝各三两，去皮　五味子半升　半夏半升，洗

上八味，以水一斗，先煮麻黄，减二升，去上沫，内诸药，煮取三升，去滓，温服一升。若渴，去半夏，加栝楼根①三两；若微利，去麻黄，加荛花，如一鸡子，熬令赤色；若噎者，去麻黄，加附子一枚，炮；若小便不利，少腹满者，去麻黄，加茯苓四两；若喘，去麻黄，加杏仁半升，去皮尖。且荛花不治利，麻黄主喘，今此语反之，疑非仲景意。

小青龙汤方解

本方主治太阳伤寒兼水饮内停。方中麻黄、桂枝相须为君，发汗散寒以解表邪，且麻黄又能宣发肺气而平喘咳，桂枝温阳以利内饮之化；干姜、细辛为臣，温肺化饮，兼助麻黄、桂枝解表；五味子敛肺止咳，芍药和营养血，并为佐制之用，半夏燥湿化痰、和胃降逆，亦为佐药；甘草益气和中，又能调和诸药，是兼佐使之用。

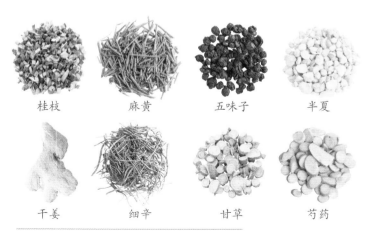

桂枝　　麻黄　　五味子　　半夏

干姜　　细辛　　甘草　　芍药

①栝楼根：天花粉。

【译文】 小青龙汤由八味药组方。用一斗水，先加入麻黄煎煮，煮去二升水，去掉浮沫，再加入其他药物，煮至留取三升，去掉药渣，每次温服一升。如果口渴的，去半夏，加三两栝楼根；假如轻微下利的，去麻黄，加鸡蛋大小的一团莞花，炒成红色；假如咽喉感觉梗塞不畅的，去麻黄，加一枚炮附子；假如小便不通畅、小腹部胀满的，去麻黄，加四两茯苓；假如气喘的，去麻黄，加半升杏仁，去掉其皮尖。但是莞花不能治下利，麻黄主治气喘，而以上加减法正好与此相反，因此，怀疑不是张仲景的原意。

【原文】 伤寒心下有水气，咳而微喘，发热不渴。服汤已渴者，此寒去欲解也。小青龙汤主之。

【译文】 伤寒病，由于胃脘有水饮之邪，而致咳嗽、轻微作喘、发热、口不渴的，可用小青龙汤主治。如果服小青龙汤后口渴的，是寒饮已除，病情将要解除的征象。

【原文】 太阳病，外证未解，脉浮弱者，当以汗解，宜桂枝汤。

【译文】 太阳病，表证没有解除，见脉浮弱的情况，用发汗法治疗，宜用桂枝汤。

桂枝汤

【原文】 桂枝去皮　芍药　生姜各三两，切　甘草二两，炙　大枣十二枚，擘

上五味，以水七升，煮取三升，去滓，温服一升，须臾啜热稀粥一升，助药力，取微汗。

【译文】 桂枝汤由五味药组方。用七升水煮至留取三升，去掉药渣，温服一升，接着再喝一升温热的稀粥以助药力，身体微微发汗即可。

【原文】 太阳病，下之微喘者，表未解故也，桂枝加厚朴杏子汤主之。

【译文】 太阳病，如果误用攻下法，出现轻度气喘的，这是因为表证未除，用桂枝加厚朴杏子汤主治。

桂枝加厚朴杏子汤

【原文】 桂枝三两，去皮　甘草二两，炙　生姜三两，切　芍药三两　大枣十二枚，擘　厚朴二两，炙，去皮　杏仁五十枚，去皮尖

上七味，以水七升，微火煮取三升，去滓，温服一升，覆取微似汗。

【译文】 桂枝加厚朴杏子汤由七味药组方。用七升水，小火煮至留取三升，去掉药渣，每次温服一升。服药后覆盖衣被取暖保温，使之微微汗出。

桂枝加厚朴杏子汤方解

本方主治风寒表虚证兼肺失宣肃引起的喘逆。 方中桂枝汤解肌发表、调和营卫；厚朴、杏仁降气平喘、化痰止咳。

【原文】太阳病，外证未解，不可下也，下之为逆，欲解外者，宜桂枝汤。

太阳病，先发汗不解，而复下之，脉浮者不愈。浮为在外，而反下之，故令不愈。今脉浮，故在外，当须解外则愈，宜桂枝汤。

太阳病，脉浮紧，无汗，发热，身疼痛，八九日不解，表证仍在，此当发其汗。服药已微除，其人发烦目瞑，剧者必衄，衄乃解。所以然者，阳气重故也。麻黄汤主之。

太阳病，脉浮紧，发热，身无汗，自衄者，愈。

【译文】太阳病，表证没有解除的，不可使用攻下法。如果使用攻下法，就违背了治疗原则，属于误治。如果要解除表邪，宜用桂枝汤治疗。

太阳病，先用了发汗的方法，病未解除，又用攻下的方法，但是脉象仍浮。这是因为浮为邪在表，而反治以攻下法，所以未能痊愈。现在脉象仍浮，所以知道病仍在外，应当解表才能痊愈，可以用桂枝汤。

太阳病，脉象浮紧、无汗、发热、身体疼痛，经过八九天病还没有解除，表证仍然存在，这时仍当发汗治表，适宜用麻黄汤主治。服药以后，症状略有减轻，患者感觉心烦难过，眼睛闭合不想睁开，严重的就会鼻孔出血，鼻出血后病才得解除，这是阳气太重的缘故。

太阳病，脉象浮紧、发热、不出汗，假如自行出现鼻出血的情况，疾病就可痊愈。

太阳病八九天不解治则①

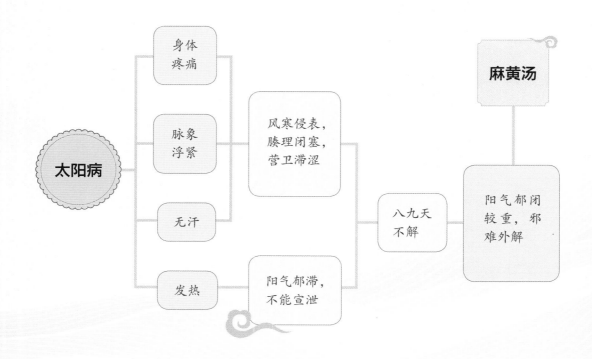

【原文】 二阳并病①，太阳初得病时，发其汗，汗先出不彻，因转属阳明，续自微汗出，不恶寒。若太阳病证不罢者，不可下，下之为逆，如此可小发汗。设面色缘缘正赤者，阳气怫郁在表，当解之熏之。若发汗不彻，不足言，阳气怫郁不得越，当汗不汗，其人躁烦，不知痛处，乍在腹中，乍在四肢，按之不可得，其人短气，但坐以汗出不彻故也，更发汗则愈。何以知汗出不彻？以脉涩故知也。

太阳经与阳明经并病

起因
太阳病初，发汗太轻，以致邪气内传，从而转属阳明

治疗
二阳并病而太阳表证未解的用轻微发汗法——熏法

太阳病八九天不解治则②

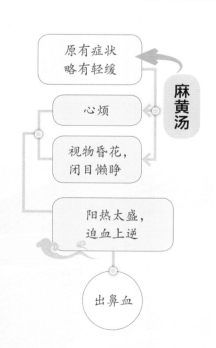

原有症状略有轻缓

心烦

视物昏花，闭目懒睁

阳热太盛，迫血上逆

出鼻血

麻黄汤

【译文】 太阳经和阳明经并病，在太阳病初起的时候，就用了发汗的方法，但是汗出未透，因而病邪内传，转属阳明，继而微微汗出，不恶寒。如果太阳表证未解的，不可用攻下法，使用攻下法是不妥当的。这时只可用轻微发汗之法。假使患者的面色不断发红，是阳气遏郁在表，应当用火熏法解除。如发汗不透，虽有汗也效果甚微，表邪怫郁，无从外解，当汗出而不汗出，患者躁烦不安，疼痛位置不定，忽觉在腹中，忽觉在四肢，按摸之却无所得，患者气息短促，只能坐而不能平卧，这是因为汗出不透的缘故，再发其汗就可痊愈。怎么知道是汗出不透呢？因为脉象涩而不畅，所以知道是汗出不透。

①并病：指一经的症候没有痊愈，另一经又出现了病症。并病与合病应区分开来，合病指同时起病，无先后次序。

【原文】脉浮数者，法当汗出而愈。若下之，身重心悸者，不可发汗，当自汗出乃解。所以然者，尺中脉微，此里虚，须表里实，津液自和，便自汗出愈。

脉浮紧者，法当身疼痛，宜以汗解之。假令尺中迟者，不可发汗。何以知然？以荣气不足，血少故也。

脉浮者，病在表，可发汗，宜麻黄汤。

脉浮而数者，可发汗，宜麻黄汤。

【译文】脉象浮数的，照理应当使邪气从汗出而解。假使误用攻下法，以致出现身体沉重、心悸的症状，就不可再用发汗法，应该扶正补虚，使汗自己出，这样邪气就解除了。之所以这样，是因为尺脉微弱，这是里虚的标志，等待里虚趋于恢复，津液通和，便会汗出而愈。

脉象浮紧，多为伤寒表实证，表现为身体疼痛，可以用发汗法解表祛邪。假使尺脉迟，则不可用发汗的方法。为什么不可发汗？因为迟脉主营气不足、阴血虚少。

脉象浮，是病邪在表，可以采取发汗的方法，适宜用麻黄汤。

脉象浮而数，可以采取发汗的方法，适宜用麻黄汤。

麻黄汤适应证

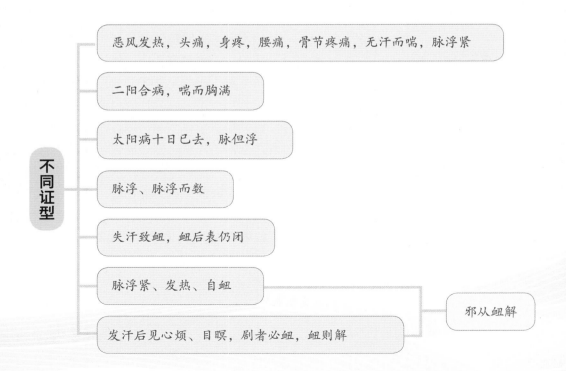

不同证型

- 恶风发热，头痛，身疼，腰痛，骨节疼痛，无汗而喘，脉浮紧
- 二阳合病，喘而胸满
- 太阳病十日已去，脉但浮
- 脉浮、脉浮而数
- 失汗致衄，衄后表仍闭
- 脉浮紧、发热、自衄
- 发汗后见心烦、目瞑，剧者必衄，衄则解

邪从衄解

【原文】 病常自汗出者，此为荣气和，荣气和者，外不谐，以卫气不共荣气谐和故尔。以荣行脉中，卫行脉外，复发其汗，荣卫和则愈，宜桂枝汤。

病人脏无他病，时发热，自汗出，而不愈者，此卫气不和也。先其时发汗则愈，宜桂枝汤。

伤寒脉浮紧，不发汗，因致衄者，麻黄汤主之。

【译文】 患者经常自汗出的，这是营气调和，但营气虽和，而在外的卫气不和，由于卫气不能与营气谐和，所以常自汗出。

因为营气行于脉中，卫气行于脉外，可以再用发汗的方法，使营卫趋于协调而愈，宜用桂枝汤。

患者内脏没有其他的疾病，只是时而发热、自汗出，不能痊愈的，即为卫气不和。可在患者发热、汗出之前，用桂枝汤发汗，使营卫重趋调和，则病可愈。

伤寒病，脉象浮紧，未使用发汗法治疗而鼻出血的，出血后表证仍未解除的，可以用麻黄汤主治。

辨别营卫之气

自汗出 是由于卫气不能外固，营阴不能内守，以致营卫失调

营气 又称"荣气"，是行于脉中具有营养作用的物质，由水谷精气中精华部分所化生。营气运行于血脉之中，并能循脉上下，营运于全身

卫气 行于脉外之气，又称"卫阳"，是水谷精微中强悍的部分所化生，具有护卫肌表、防御外邪、调节汗孔开合的作用。同时，卫气还可以温养脏腑皮毛

【原文】伤寒不大便六七日，头痛有热者，与承气汤。其小便清者，知不在里，仍在表也，当须发汗。若头痛者，必衄，宜桂枝汤。

伤寒发汗已解，半日许复烦，脉浮数者，可更发汗，宜桂枝汤。

【译文】伤寒病，六七天不解大便、头痛、发热的患者，一般是里有邪热，可见小便黄赤，可用承气汤泻其在里的实热；如果小便清的，是内无邪热，病不在里，仍然在表，应当用发汗法治疗。如果头痛、发热等症状持续不解，说明表邪郁滞较甚，可能会有鼻出血的症状，可用桂枝汤。

伤寒病发汗后，病症已经解除。过了半天，患者又出现发热、脉象浮数等表证的，可以再发汗，可用桂枝汤。

【原文】凡病若发汗、若吐、若下、若亡血、亡津液，阴阳自和者，必自愈。

大下之后，复发汗，小便不利者，亡津液故也。勿治之，得小便利，必自愈。

下之后，复发汗，必振寒，脉微细。所以然者，以内外俱虚故也。

【译文】凡是疾病，用发汗法、涌吐法或攻下法治疗，而致血液亏耗、津液损伤的，如果阴阳能够自趋调和，就能够自行痊愈。

用峻泻药攻下后，又再发汗，出现小便短少的，这是误下后损伤津液的缘故，不要用通利小便的方法治疗，等到津液恢复而小便自行通畅时就会自然痊愈。

攻下之后，又发汗，多会出现怕冷战栗、脉象微细的症状。之所以会这样，是表里阳气俱虚的缘故。

伤寒病的治疗及疾病的预后

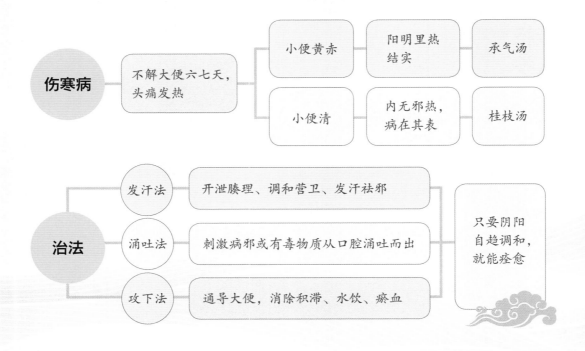

【原文】下之后，复发汗，昼日烦躁不得眠，夜而安静，不呕，不渴，无表证，脉沉微，身无大热者，干姜附子汤主之。

【译文】误用攻下之后，又误发其汗，导致患者出现白天烦躁，不能安静入睡，夜晚反而不影响睡眠，不作呕，无口渴，没有头痛、恶寒等表证，脉象沉微，身有微热的，用干姜附子汤主治。

干姜附子汤

【原文】干姜一两　附子一枚，生用，去皮，切八片
上二味，以水三升，煮取一升，去滓，顿服。

【译文】干姜附子汤由二味药组方。用三升水，煮至留取一升，去掉药渣，一次服下。

【原文】发汗后，身疼痛，脉沉迟者，桂枝加芍药生姜各一两人参三两新加汤主之。

【译文】发汗以后，出现身体疼痛、脉象沉迟的情况，是发汗太过，营气损伤，用桂枝加芍药生姜各一两人参三两新加汤主治。

桂枝加芍药生姜各一两
人参三两新加汤

【原文】桂枝三两，去皮　芍药四两　甘草二两，炙
人参三两　大枣十二枚，擘　生姜四两

上六味，以水一斗二升，煮取三升，去滓，温服一升。本云桂枝汤，今加芍药、生姜、人参。

【译文】桂枝加芍药生姜各一两人参三两新加汤由六味药组方。用一斗二升水，煮至留取三升，去掉药渣，每次温服一升。旧本原为桂枝汤，现用桂枝汤加芍药、生姜和人参。

干姜附子汤方解

本方主治阳虚烦躁。方中附子与干姜合用温里散寒、回阳救逆；附子生用，破阴回阳之力更强，加之煎煮顿服，则药力集中，回阳效果更为迅速。

桂枝加芍药生姜各一两
人参三两新加汤方解

本方主治太阳中风与营血不足。方中加重生姜之量，以通阳和卫；加重芍药之量以养血；加人参以补卫气。本方既益气和营补虚损，又解太阳未净之邪气，为扶正祛邪、补散结合、表里同治之方。

干姜侧重于温中散寒、回阳救逆，生姜侧重于发汗解表、温肺止咳。

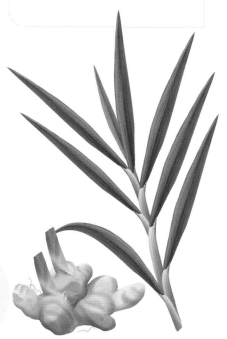

【原文】发汗后，不可更行桂枝汤，汗出而喘，无大热者，可与麻黄杏仁甘草石膏汤。

【译文】发汗以后，出现出汗、气喘，外无大热的情况，不能再用桂枝汤，可以用麻黄杏仁甘草石膏汤治疗。

麻黄杏仁甘草石膏汤

【原文】麻黄四两，去节　杏仁五十个，去皮尖　甘草二两，炙　石膏半斤，碎，绵裹

上四味，以水七升，煮麻黄，减二升，去上沫，内诸药，煮取二升，去滓，温服一升。本云，黄耳杯①。

【译文】麻黄杏仁甘草石膏汤由四味药组方。用七升水，先加入麻黄煎煮，煮去二升水，去掉浮沫，再加入其他各药，煮至留取二升，去掉药渣，每次温服一升。旧本原为服一黄耳杯。

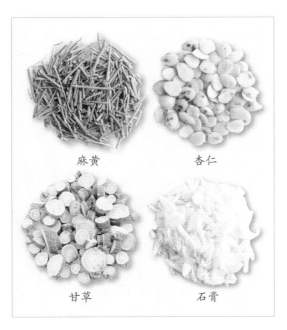

麻黄　　　杏仁

甘草　　　石膏

---

①黄耳杯：应是一种古代饮具，容量一升。

麻黄杏仁甘草石膏汤方解

本方是辨治肺热的代表方。 麻黄宣肺平喘；石膏清肺胃之热；杏仁善降利肺气而平喘咳；炙甘草益气和中。四药配伍，共成辛凉疏表、清肺平喘之功。

桂枝甘草汤方解

本方为复心阳之祖方。 方中桂枝入心，温通心阳；甘草甘温，益气补中。此方为扶阳抑阴之轻剂。

【原文】发汗过多，其人叉手自冒心，心下悸，欲得按者，桂枝甘草汤主之。

【译文】发汗太甚，出汗太多，患者出现双手交叉覆按于心胸部位的症状，这是因为胃脘悸动不宁，须用手按住方感舒适，这种情况用桂枝甘草汤主治。

桂枝甘草汤

【原文】桂枝四两，去皮　甘草二两，炙

上二味，以水三升，煮取一升，去滓，顿服。

【译文】桂枝甘草汤由二味药组方。用三升水，煮至留取一升，去掉药渣，一次服下。

【原文】发汗后，其人脐下悸者，欲作奔豚①，茯苓桂枝甘草大枣汤主之。

【译文】发了汗以后，患者出现脐下跳动不宁，好像有气要从小腹往上冲的症状，用茯苓桂枝甘草大枣汤主治。

茯苓桂枝甘草大枣汤

【原文】茯苓半斤　桂枝四两，去皮　甘草二两，炙　大枣十五枚，擘

上四味，以甘澜水一斗，先煮茯苓，减二升，内诸药，煮取三升，去滓，温服一升，日三服。

作甘澜水法：取水二斗，置大盆内，以杓扬之，水上有珠子五六千颗相逐，取用之。

【译文】茯苓桂枝甘草大枣汤由四味药组方。用一斗甘澜水，先煎煮茯苓，煮去二升水，再加入其他药物，煮至留取三升，去掉药渣，每次温服一升，一天服三次。

制作甘澜水的方法：用二斗水，倒入大盆内，用勺子把水舀上来，再倒下去，来回反复，直至水面上出现无数水珠，即可取来使用。

【原文】发汗后，腹胀满者，厚朴生姜半夏甘草人参汤主之。

【译文】发了汗以后，出现腹部胀满的，用厚朴生姜半夏甘草人参汤主治。

厚朴生姜半夏甘草人参汤

【原文】厚朴半斤，炙，去皮　生姜半斤，切　半夏半升，洗　甘草二两　人参一两

上五味，以水一斗，煮取三升，去滓，温服一升，日三服。

【译文】厚朴生姜半夏甘草人参汤由五味药组方。用一斗水，煮至留取三升，去掉药渣，每次温服一升，一天三次。

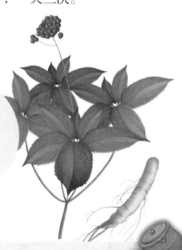

人参的根茎为入药部位，味甘、微苦，性微温，具有大补元气、调和营卫、生津止渴等作用。

茯苓桂枝甘草大枣汤方解

本方主治心阳虚欲作奔豚。本方由桂枝甘草汤加大枣和大量茯苓，并增加桂枝用量而成。用甘澜水，是因其可助水气（水肿）运行，平定逆乱气机，而不会助长水邪。

厚朴生姜半夏甘草人参汤方解

本方主治脾虚气滞。方中生姜、半夏与厚朴为伍，使泄满消胀之力更强；甘草补气健脾并兼调和诸药，但补中之力尚弱，再加少量人参增强其作用。

①奔豚：奔豚气，属内科病症，是指患者自觉有气从小腹上冲心胸的一种病症。

【原文】伤寒若吐、若下后，心下逆满，气上冲胸，起则头眩，脉沉紧，发汗则动经，身为振振摇者，茯苓桂枝白术甘草汤主之。

【译文】伤寒病，经过涌吐或攻下治疗以后，胃脘胀满不适、气逆上冲胸膈、起立感觉头昏目眩、脉象沉紧的，假如继续使用发汗法治疗，就会耗伤经脉之气，出现身体震颤摇晃、站立不稳的症状，用茯苓桂枝白术甘草汤主治。

茯苓桂枝白术甘草汤

【原文】茯苓四两　桂枝三两,去皮　白术　甘草各二两,炙

上四味,以水六升,煮取三升,去滓,分温三服。

【译文】茯苓桂枝白术甘草汤由四味药组方。用六升水，煮至留取三升，去掉药渣，分三次温服。

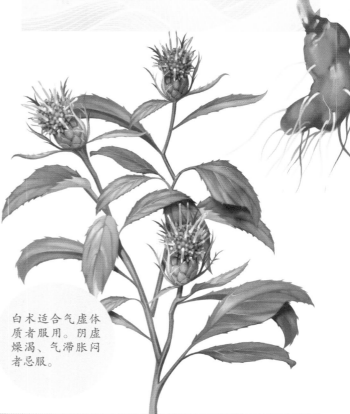

茯苓桂枝白术甘草汤方解

本方是辨治脾胃气虚兼痰饮的代表方。
茯苓甘淡健脾；桂枝通阳化气；白术健脾利水；炙甘草益气健脾。本方甘能补脾，淡能利饮，苦能燥湿，辛温能通阳，方性平和，共奏温阳健脾、利饮平冲之功。

白术适合气虚体质者服用。阴虚燥渴、气滞胀闷者忌服。

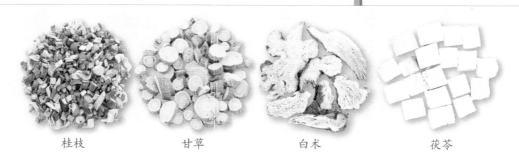

桂枝　　　甘草　　　白术　　　茯苓

【原文】发汗，病不解，反恶寒者，虚故也，芍药甘草附子汤主之。

【译文】使用发汗法，病还没有解除，反而出现恶寒等症状，这是正气不足、阴阳两虚的缘故，用芍药甘草附子汤主治。

芍药甘草附子汤

【原文】芍药　甘草各三两，炙　附子一枚，炮，去皮，破八片

上三味，以水五升，煮取一升五合，去滓，分温三服。疑非仲景方。

【译文】芍药甘草附子汤由三味药组方。用五升水，煮至留取一升五合，去掉药渣，分三次温服。怀疑不是张仲景的方子。

【原文】发汗，若下之，病仍不解，烦躁者，茯苓四逆汤主之。

【译文】经发汗或攻下以后，病仍然不解除，出现烦躁不安、恶寒、肢冷、下利、脉沉微细等症状的，用茯苓四逆汤主治。

茯苓四逆汤

【原文】茯苓四两　人参一两　附子一枚，生用，去皮，破八片　甘草二两，炙　干姜一两半

上五味，以水五升，煮取三升，去滓，温服七合，日二服。

【译文】茯苓四逆汤由五味药组方。用五升水，煮至留取三升，去掉药渣，每次温服七合，一天服两次。

【原文】发汗后恶寒者，虚故也。不恶寒，但热者，实也，当和胃气，与调胃承气汤。

【译文】发汗以后恶寒的，这是正气虚弱的缘故。不恶寒，但见发热的，是邪气盛实的表现，应当泻实和胃，可给予调胃承气汤治疗。

调胃承气汤

【原文】芒硝半升　甘草二两，炙　大黄四两，去皮，清酒洗

上三味，以水三升，煮取一升，去滓，内芒硝，更煮两沸，顿服。

【译文】调胃承气汤由三味药组方。用三升水，先加入大黄、甘草煮至留取一升，去掉药渣，然后加入芒硝，再煮一二沸即成，一次服下。

芍药甘草附子汤方解

本方主治汗后营卫两虚。本方由芍药甘草汤加附子而成，为益阴扶阳之剂。芍药、炙甘草与附子三相和合，阴阳两补，扶阳益阴。

茯苓四逆汤方解

本方主治亡阳烦躁。本方是四逆加人参汤另加茯苓而成。方中干姜温经回阳，人参益气生津，茯苓宁心安神，甘草和中。

【原文】 太阳病，发汗后，大汗出，胃中干，烦躁不得眠，欲得饮水者，少少与饮之，令胃气和则愈。若脉浮，小便不利，微热消渴者，五苓散主之。

【译文】 太阳病，发汗以后，出汗太多，致胃中津液不足，出现烦躁不安睡不着、口干想要喝水的症状，可以给予少量的水，使胃气调和便可痊愈。假如出现脉象浮、小便不通畅、轻微发热、饮水不解渴的情况，用五苓散主治。

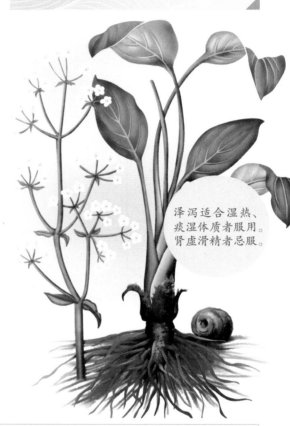

五苓散方解

本方是辨治下焦水蓄证的代表方。 桂枝辛温化气，白术健脾胜湿，茯苓、猪苓、泽泻均为淡渗利湿之品。五药合用故能化气利水。

泽泻适合湿热、痰湿体质者服用。肾虚滑精者忌服。

五苓散

【原文】 猪苓十八铢，去皮　泽泻一两六铢　白术十八铢　茯苓十八铢　桂枝半两，去皮

上五味，捣为散，以白饮和服方寸匕，日三服。多饮暖水，汗出愈。如法将息。

【译文】 五苓散由五味药组方。捣成细末状做成散剂，每次用米汤冲服一方寸匕。一天服三次，并要多喝温开水，出汗便可痊愈。调养护理方法如前。

【原文】 发汗已，脉浮数，烦渴者，五苓散主之。

【译文】 发过汗以后，出现脉象浮数、心烦、口渴的情况，用五苓散主治。

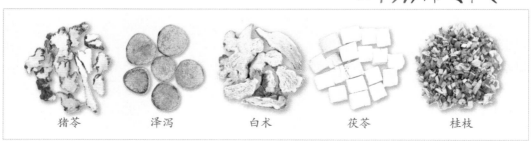

| 猪苓 | 泽泻 | 白术 | 茯苓 | 桂枝 |

---

①消渴：指口渴而饮水不解的症状，非病名。

【原文】 伤寒，汗出而渴者，五苓散主之；不渴者，茯苓甘草汤主之。

【译文】 伤寒病，汗出而又口渴，用五苓散主治；口不渴，用茯苓甘草汤主治。

茯苓甘草汤

【原文】 茯苓二两　桂枝二两，去皮　甘草一两，炙　生姜三两，切

上四味，以水四升，煮取二升，去滓，分温三服。

【译文】 茯苓甘草汤由四味药组方。用四升水，煮至留取二升，去掉药渣，分成三次温服。

【原文】 中风发热，六七日不解而烦，有表里证，渴欲饮水，水入则吐者，名曰水逆，五苓散主之。

未持脉时，病人手叉自冒心，师因教试令咳，而不咳者，此必两耳聋无闻也。所以然者，以重发汗，虚故如此。发汗后，饮水多必喘，以水灌之亦喘。

【译文】 太阳中风证发热，经过六七天，发热未解，反而心烦不安，这是既有表证，又有里证，如果口渴想喝水，但喝了又吐出，这就叫"水逆证"，用五苓散主治。

在诊脉前，看到患者双手交叉覆于心胸，假如医生让患者咳嗽，而患者没有反应，患者一定是耳聋，听不到说话。之所以会这样，是因为发汗太过，阳气极虚，以致耳聋听不到。

发过汗以后，如果饮冷水太多，因为冷饮伤肺，所以势必会引起气喘；如果用水冲洗身体，也会出现气喘。

①虚烦：意指有无形之热郁于胸膈，以致烦扰不安。

茯苓甘草汤方解

本方是辨治中阳不足，水气不化的代表方。 茯苓利水，生姜配桂枝温中化水，甘草和中，主要作用是温胃阳而散水气。

【原文】 发汗后，水药不得入口为逆。若更发汗，必吐下不止。发汗吐下后，虚烦①不得眠，若剧者，必反复颠倒，心中懊侬，栀子豉汤主之；若少气者，栀子甘草豉汤主之；若呕者，栀子生姜豉汤主之。

【译文】 发汗以后，水和药入口就吐的，便是误治出现了变证。若再进行发汗，则呕吐、下利不止。发汗、涌吐或攻下以后，虚烦不能安眠。严重的，就会翻来覆去，心中烦闷尤甚，可用栀子豉汤主治。假如出现气息不足的，可用栀子甘草豉汤主治；假如出现呕吐的，可用栀子生姜豉汤主治。

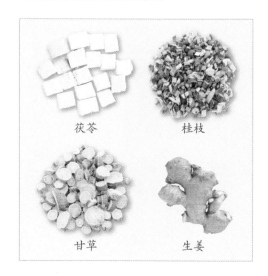

茯苓　　桂枝

甘草　　生姜

栀子豉汤

【原文】 栀子十四个，擘　香豉[1]四合，绵裹

　　上二味，以水四升，先煮栀子，得二升半，内豉，煮取一升半，去滓，分为二服，温进一服，得吐者，止后服。

【译文】 栀子豉汤由二味药组方。用四升水，先加入栀子煎煮至二升五合，再加入香豉，煮至留取一升五合，去掉药渣，分两次服。如果温服一次后，出现呕吐的，停服剩余的药。

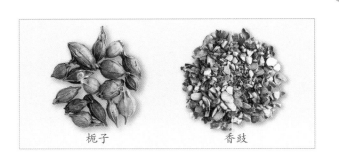

栀子　　　　　　　香豉

栀子豉汤方解

　　本方主要用于外感热病、气分有热。 栀子清泄郁热、解郁除烦；香豉解表宣热、和胃气。本方寓宣散于清降之中，清轻宣泄，善解胸膈之郁热。

栀子甘草豉汤方解

　　本方主治阳明郁热伤气。 本方由栀子豉汤加甘草而成，为清热除烦补虚之剂。方中栀子豉汤以清胸膈之烦热，甘草甘温，补中益气，以扶正虚。

栀子甘草豉汤

【原文】 栀子十四个，擘　甘草二两，炙　香豉四合，绵裹

　　上三味，以水四升，先煮栀子、甘草，取二升半，内豉，煮取一升半，去滓，分二服，温进一服，得吐者，止后服。

【译文】 栀子甘草豉汤由三味药组方。用四升水，先加入栀子、甘草煎煮，煮至二升五合，再加入香豉煮至留取一升五合，去掉药渣，分两次服。如果温服一次后，出现呕吐的，停服剩余的药。

栀子生姜豉汤

【原文】 栀子十四个，擘　生姜五两　香豉四合，绵裹

　　上三味，以水四升，先煮栀子、生姜，取二升半，内豉，煮取一升半，去滓，分二服，温进一服，得吐者，止后服。

①香豉即为淡豆豉。

【译文】栀子生姜豉汤由三味药组方。用四升水，先加入栀子、生姜煎煮至二升五合，再加入香豉共煮至留取一升五合，去掉药渣，分两次服。如果温服一次后，出现呕吐的，停服剩余的药。

【原文】发汗若下之，而烦热胸中窒者，栀子豉汤主之。

　　伤寒五六日，大下之后，身热不去，心中结痛者，未欲解也，栀子豉汤主之。

【译文】经过发汗或攻下以后，出现心中烦热、胸中满闷窒塞不舒，可用栀子豉汤主治。

　　伤寒病得了五六天，用峻泻药攻下后，身热不去，心胸疼痛，这是其病尚未解除，应用栀子豉汤主治。

【原文】伤寒下后，心烦腹满，卧起不安者，栀子厚朴汤主之。

【译文】伤寒病，使用攻下药以后，出现心烦不宁、腹部胀闷、坐卧不安等症状的，用栀子厚朴汤主治。

栀子厚朴汤

【原文】栀子十四个，擘　厚朴四两，炙，去皮　枳实四枚，水浸，炙令黄

　　上三味，以水三升半，煮取一升半，去滓，分二服，温进一服，得吐者，止后服。

【译文】栀子厚朴汤由三味药组方。用三升五合水，煮至留取一升五合，去掉药渣，分两次服。如果温服一次后，出现呕吐的，停服剩余的药。

【原文】伤寒，医以丸药大下之，身热不去，微烦者，栀子干姜汤主之。

【译文】伤寒病，医生治以峻猛攻下的丸药，出现身热不退、微烦者，用栀子干姜汤主治。

栀子干姜汤

【原文】栀子十四个，擘　干姜二两

　　上二味，以水三升半，煮取一升半，去滓，分二服，温进一服，得吐者，止后服。

【译文】栀子干姜汤由二味药组方。用三升五合水，煮至留取一升五合，去掉药渣，分两次服。如果温服一次后，出现呕吐的，停服剩余的药。

栀子生姜豉汤方解

　　本方是辨治阳明郁热气逆的代表方。本方为栀子豉汤加生姜组成，具有清宣郁热、除烦止呕的功效。

栀子厚朴汤方解

　　本方主治伤寒下后心烦腹满。方中栀子苦寒，清热除烦；厚朴苦温，行气消满；枳实苦寒，破结消痞。

栀子干姜汤方解

　　本方主治热扰胸膈兼中焦有寒。栀子清泄上焦之热，干姜温散中焦之寒。此为张仲景创立的"寒热并调法"代表方。

【原文】凡用栀子汤，病人旧微溏者，不可与服之。

【译文】凡是使用栀子豉汤，只要患者平素有大便稀溏的，应禁止服用。

【原文】太阳病发汗，汗出不解，其人仍发热，心下悸，头眩，身瞤动，振振欲擗地者，真武汤主之。

【译文】太阳病用发汗法，汗出而病不解除，患者仍然发热、胃脘悸动、头目昏眩、全身肌肉跳动、身体震颤摇晃站立不稳想要跌倒者，可用真武汤主治。

真武汤

【原文】茯苓　芍药　生姜各三两，切　白术二两　附子一枚，炮，去皮，破八片

上五味，以水八升，煮取三升，去滓，温服七合，日三服。

【译文】真武汤由五味药组方。用八升水，煮至留取三升，去掉药渣，每次温服七合，一天服三次。

真武汤方解

本方为治疗阳虚水泛的基础方。本方附子温肾助阳，化气行水，兼暖脾土，以温运水湿；茯苓利水渗湿，使水邪从小便去；白术健脾燥湿；生姜性温散，既助附子温阳散寒，又合茯苓、白术宣散水湿；芍药利小便以行水气，柔肝缓急以止腹痛，防止附子燥热伤阴，以利于久服缓治。

【原文】咽喉干燥者，不可发汗。

淋家，不可发汗，发汗必便血。

疮家，虽身疼痛，不可发汗，汗出则痉。

【译文】咽喉干燥的患者，多阴液不足，不能用发汗法治疗。

久患小便淋漓不尽、尿道疼痛的患者，不能用发汗法。假如误用发汗，则会引起尿血的变证。

久患疮疡的患者，虽有身体疼痛等表证，却也不能用发汗法。如果误用发汗，就会出现颈项强急、角弓反张的痉病。

真武汤证辨析

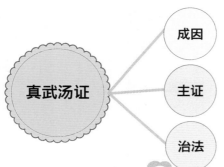

真武汤证

成因　发汗不解，肾阳亏虚而水饮上泛

主证　发热、胃脘悸动、头昏、肌肉跳动、身颤

治法　温肾阳以散水邪

【原文】 衄家，不可发汗，汗出必额上陷，脉急紧，直视不能眴，不得眠。

亡血家，不可发汗，发汗则寒栗而振。

汗家，重发汗，必恍惚心乱，小便已阴疼，与禹余粮丸。

病人有寒，复发汗，胃中冷，必吐蛔。

本发汗，而复下之，此为逆也；若先发汗，治不为逆。本先下之，而反汗之，为逆；若先下之，治不为逆。

【译文】 经常鼻出血的患者，不能用发汗法。假如误发其汗，就会出现额部凹陷处筋脉拘急、两眼直视、眼球不能转动、失眠的变证。

因患出血疾病而经常出血的患者，不能用发汗法治疗。假如误用发汗，就会出现恶寒战栗的变证。

平素爱出汗的患者，再发其汗，就会出现心神恍惚、心中烦乱不安、小便后尿道疼痛的变证，可用禹余粮丸治疗。

素有内寒的患者，不能用发汗法。一旦发汗，就会使胃中虚寒更甚，出现呕吐蛔虫的症状。

本应先发汗，然后攻下，却反而先攻下，便是错误的治疗方法；先用发汗法，才是正确的治疗原则。本应先用攻下法，然后发汗，却反而先用发汗法，便是错误的治疗方法；先用攻下法，才是正确的治疗原则。

禁用发汗者及其误用发汗的后果

禁用发汗法的患者	误发其汗导致的后果
① 久患淋病的	尿血
② 久患疮疡的	颈项强急、角弓反张
③ 久患鼻出血的	额部凹陷处筋脉拘急、两目直视、眼珠不能转动、失眠
④ 患出血疾病而经常出血的	恶寒、战栗
⑤ 平素爱出汗的	心神恍惚、心中烦乱不安、小便后尿道疼痛
⑥ 素有内寒的	胃中虚寒更甚，出现吐蛔

【原文】伤寒，医下之，续得下利，清谷不止，身疼痛者，急当救里；后身疼痛，清便自调者，急当救表。救里宜四逆汤，救表宜桂枝汤。

【译文】伤寒病，由于医生错误使用攻下法，而出现下利完谷不化、泻下不止的症状，此时虽有身体疼痛等表证存在，却也应该先治疗里证。经治疗后，里证解除，大便转正常，身体疼痛仍未消除的，再治疗表证。治疗里证用四逆汤，治疗表证用桂枝汤。

【原文】病发热头痛，脉反沉，若不差，身体疼痛，当救其里，四逆汤方。

【译文】患者有发热、头痛等表证，脉象不浮反而见沉的，假如使用解表法治疗而不痊愈，身体依然疼痛的，则应当从里证论治，用四逆汤。

四逆汤

【原文】甘草二两，炙　干姜一两半　附子一枚，生用，去皮，破八片

　　上三味，以水三升，煮取一升二合，去滓，分温再服。强人可大附子一枚，干姜三两。

【译文】四逆汤由三味药组方。用三升水，煮至留取一升二合，去掉药渣，分两次温服。身体强壮的人可以用一枚大的附子，三两干姜。

评析

四逆汤证辨析。发热头痛、身体疼痛等，为太阳表证，若是浮脉，自当从太阳病论治，采用发汗法。现在脉象不浮而反沉，沉脉主里主虚，乃是少阴肾阳虚的反映，虽然是表证，也不可发汗。因为发汗会损伤阳气，误用发汗法，就会造成亡阳的不良后果。所以宜选用温阳祛寒的四逆汤，先救其里。前文举里虚之证，此处举里虚之脉，是为了多讲几种识证的方法，尽早发现，尽早治疗。"少阴病篇"有"少阴病，脉沉者，急温之，宜四逆汤"，与此处略同，但彼为少阴证症候已具而脉沉，此无少阴证症候但见脉沉，所以彼主急温，此曰当救，又是同中之异。

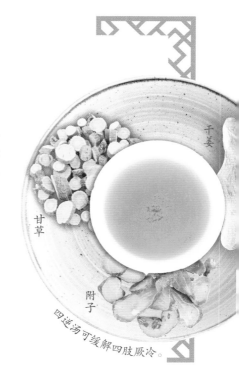
干姜

甘草

附子

四逆汤可缓解四肢厥冷。

正虚邪郁汗解先兆及太阳中风证辨析

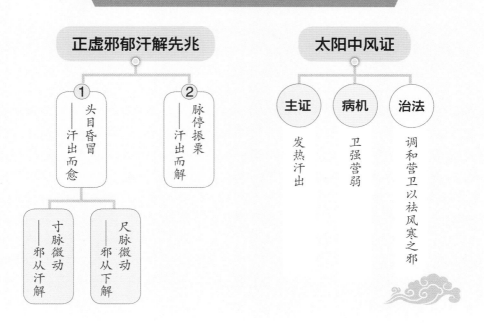

正虚邪郁汗解先兆

① 头目昏冒 —— 汗出而愈

② 脉停振栗 —— 汗出而解

寸脉微动 —— 邪从汗解

尺脉微动 —— 邪从下解

太阳中风证

主证 —— 发热汗出

病机 —— 卫强营弱

治法 —— 调和营卫以祛风寒之邪

【原文】太阳病，先下而不愈，因复发汗，以此表里俱虚，其人因致冒①，冒家汗出自愈。所以然者，汗出表和故也。里未和，然后复下之。

太阳病未解，脉阴阳俱停，必先振栗汗出而解。但阳脉微者，先汗出而解，但阴脉微者，下之而解。若欲下之，宜调胃承气汤。

太阳病，发热汗出者，此为荣弱卫强，故使汗出，欲救邪风者，宜桂枝汤。

【译文】太阳病先使用攻下法治疗而没有痊愈，再用发汗法治疗，则会导致里外俱虚，出现昏冒的症状。昏冒的患者如果见汗出，便会自行痊愈。之所以这样，是因为汗出邪散，表气得以调和的缘故。如果里有实邪，再用攻下法治疗。

太阳病没有解除，如果出现尺部和寸部的脉象皆沉伏不显，必定先见恶寒战栗，继而汗出而病解的情况。此时，假如脉浮弱，即主病在表，应当先发汗解表，则病可解；如果脉沉弱，即主病在里，用攻下法则病可愈。假如要用攻下法，则适宜用调胃承气汤。

太阳病②，发热汗出的，是卫气浮盛于外与邪相争，卫外失固，营阴不能内守所致，要想解除风邪，适宜用桂枝汤。

---

① 冒：形容头目如同被物体遮挡，蒙蔽不清。

② 此处"太阳病"实指"太阳中风证"，因感受风邪，见卫强营弱，所以"欲救邪风者，宜桂枝汤"。

【原文】伤寒五六日，中风，往来寒热，胸胁苦满，嘿嘿①不欲饮食，心烦喜呕，或胸中烦而不呕，或渴，或腹中痛，或胁下痞硬，或心下悸，小便不利，或不渴，身有微热，或咳者，小柴胡汤主之。

【译文】伤寒病五六天，或是中风，出现发热恶寒交替出现、胸胁满闷不舒、表情沉默、不思饮食、心中烦躁、总想呕吐，或者出现胸中烦闷而不作呕，或者口渴，或者腹中疼痛，或者胁下痞胀硬结，或者胃脘悸动、小便不通畅，或者口不渴、身体稍有发热，或者咳嗽，都可以用小柴胡汤主治。

本方和解少阳枢机，能外解半表之寒，内清半里之热，能升清降浊，通调经府，不仅疏泄肝胆，而且疏理脾胃，不仅通利三焦，而且入血散结。因此，小柴胡汤应用广泛，不仅适用于外感热病，而且广泛应用于临床各科病证。

小柴胡汤

【原文】柴胡半斤　黄芩三两　人参三两　半夏半升，洗　甘草炙　生姜各三两，切　大枣十二枚，擘

上七味，以水一斗二升，煮取六升，去滓，再煎取三升，温服一升，日三服。若胸中烦而不呕者，去半夏、人参，加栝楼实一枚；若渴，去半夏，加人参，合前成四两半，栝楼根四两；若腹中痛者，去黄芩，加芍药三两；若胁下痞硬，去大枣，加牡蛎四两；若心下悸、小便不利者，去黄芩，加茯苓四两；若不渴，外有微热者，去人参，加桂枝三两，温覆微汗愈；若咳者，去人参、大枣、生姜，加五味子半升、干姜二两。

【译文】小柴胡汤由七味药组方。用一斗二升水，煮至六升，去掉药渣，再煎煮浓缩至三升，每次温服一升，一天服三次。假如胸中烦闷而不作呕，去半夏、人参，加一枚栝楼实；假如口渴，去半夏，加一两半人参，并加四两栝楼根；假如腹中疼痛，去黄芩，加三两芍药；假如胁下痞胀硬结，去大枣，加四两牡蛎；假如胃脘悸动、小便不通畅，去黄芩，加四两茯苓；假如口不渴、体表稍有发热，去人参，加三两桂枝，服药后盖衣被取暖保温，让患者微微汗出，即可痊愈；假如咳嗽，去人参、大枣、生姜，加半升五味子、二两干姜。

【原文】血弱气尽，腠理开，邪气因入，与正气相搏，结于胁下。正邪分争，往来寒热，休作有时，嘿嘿不欲饮食。脏腑相连，其痛必下，邪高痛下，故使呕也。小柴胡汤主之。服柴胡汤已，渴者，属阳明，以法治之。

①嘿嘿：同"默默"，此处指患者情绪低落，不想吃东西的状态。

得病六七日变证辨析

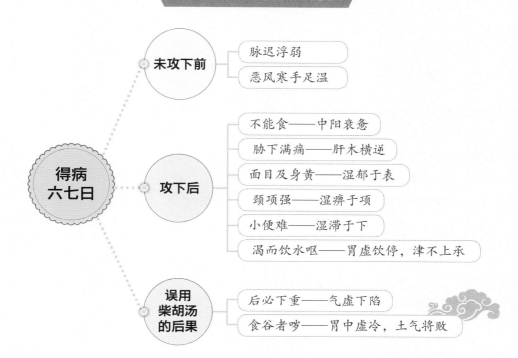

得病六七日

未攻下前
- 脉迟浮弱
- 恶风寒手足温

攻下后
- 不能食——中阳衰惫
- 胁下满痛——肝木横逆
- 面目及身黄——湿郁于表
- 颈项强——湿痹于项
- 小便难——湿滞于下
- 渴而饮水呕——胃虚饮停，津不上承

误用柴胡汤的后果
- 后必下重——气虚下陷
- 食谷者哕——胃中虚冷，土气将败

【译文】气血不足，腠理不固，外邪因而得入，邪气与正气互相搏结，留于胁下，正邪不断争胜，所以出现往来寒热，并且发作停止有间歇，少言懒语，不想喝水、吃东西。脏与腑互相联系，其疼痛的部位，必然偏于下方。邪气在上，痛位在下，所以有呕的症状。以上症状，用小柴胡汤主治。服柴胡汤以后，如果口中作渴，是病势转属阳明的征象，可以按照治阳明病的方法来治疗。

【原文】*得病六七日，脉迟浮弱，恶风寒，手足温。医二三下之，不能食，而胁下满痛，面目及身黄，颈项强，小便难者，与柴胡汤，后必下重；本渴饮水而呕者，柴胡汤不中与也，食谷者哕。*

【译文】患病六七天，脉象迟而浮弱，恶风寒，手足温暖。医生曾两三次误用攻下药，因而出现不能饮食，胁下胀满而疼痛，面部、眼睛和周身皮肤均发黄，颈项强急，小便困难等症状。此时治以柴胡汤，必会感到肛部坠重；本来口渴饮水而呕的，或进食后发生呃逆的，都不适宜用柴胡汤。

【原文】伤寒四五日，身热恶风，颈项强，胁下满，手足温而渴者，小柴胡汤主之。

【译文】伤寒病经过四五天，身体发热、怕风、颈项拘急不舒、胁下胀满、手足温暖而又口渴的，用小柴胡汤主治。

【原文】伤寒，阳脉涩，阴脉弦，法当腹中急痛，先与小建中汤，不差者，小柴胡汤主之。

【译文】伤寒病，脉浮取滞涩，沉取弦劲，按理会有腹中拘急疼痛的症状，治疗应先用小建中汤，腹痛不除的，用小柴胡汤主治。

小建中汤

【原文】桂枝三两，去皮　甘草二两，炙　大枣十二枚，擘　芍药六两　生姜三两，切　胶饴一升

上六味，以水七升，煮取三升，去滓，内饴，更上微火消解，温服一升，日三服。呕家不可用建中汤，以甜故也。

【译文】小建中汤由六味药组方。用七升水，先加入前五味药煎煮成三升，去掉药渣，再加入饴糖，然后放在小火上将饴糖溶化，每次温服一升，一天服三次。平日经常呕吐的人，不适宜用小建中汤，因为味甜。

【原文】伤寒中风，有柴胡证，但见一证便是，不必悉具。凡柴胡汤病症而下之，若柴胡证不罢者，复与柴胡汤，必蒸蒸而振，却复发热汗出而解。

伤寒二三日，心中悸而烦者，小建中汤主之。

伤寒病变证辨析

病程四五天，表现为身体发热、怕风、颈项拘急不舒、胁下胀满、手足温、口渴 ····· 用小柴胡汤

伤寒病

脉象浮取见涩、沉取见弦，为中虚而少阳邪乘，应当出现腹中拘急疼痛的症状 ····· 先予小建中汤调补气血，用药后少阳证仍不解，再用小柴胡汤

【译文】外感寒邪或风邪，有小柴胡汤证的症候，只要见到一两个主证的，就可以确诊为小柴胡汤证，不需要所有的症候都具备。凡是小柴胡汤证而用攻下的，如果小柴胡汤证仍然存在，仍可以给予小柴胡汤进行治疗。服药后，正气借助药力与邪相争，一定会战栗，然后有高热汗出而病解的战汗现象。

患伤寒病两三天，心悸不宁、烦躁不安的，用小建中汤主治。

【原文】太阳病，过经十余日，反二三下之，后四五日，柴胡证仍在者，先与小柴胡。呕不止，心下急，郁郁微烦者，为未解也，与大柴胡汤，下之则愈。

【译文】太阳病经过了十多天，反而多次攻下，又经过四五天，小柴胡汤证仍然存在的，可先继续用小柴胡汤治疗。假如出现呕吐不止、胃脘拘急疼痛、心中郁闷烦躁的，是病情还未解除，用大柴胡汤攻下，即可痊愈。

大柴胡汤

【原文】柴胡半斤　黄芩三两　芍药三两　半夏半升，洗　生姜五两，切　枳实四枚，炙　大枣十二枚，擘

上七味，以水一斗二升，煮取六升，去滓，再煎，温服一升，日三服。一方加大黄二两，若不加，恐不为大柴胡汤。

【译文】大柴胡汤由七味药组方。用一斗二升水，煮至留取六升，去掉药渣，再煎煮浓缩至三升，每次温服一升，一天服三次。另有配伍为加二两大黄，如果不加，恐怕不是大柴胡汤了。

小建中汤方解

本方是辨治中焦虚寒的代表方。饴糖温中健脾、和里缓急；芍药养血敛阴、柔肝缓急而止痛；桂枝温阳祛寒、温凉共用；甘草甘温益气，助饴糖以补虚，合桂枝则辛甘养阳，配芍药又酸甘化阴；生姜、大枣温胃补脾，升中焦生发之气而调营卫。全方辛甘酸合用，酸甘养阴以柔肝缓急，辛甘化阳使阴阳相生，营卫和谐，虚劳阳虚所发之热能除，体现"甘温除热"法。诸药合用，使中气健、化源足、气血生、营卫调，则虚劳诸证可解。

大柴胡汤方解

本方主治少阳、阳明热结。本方是小柴胡汤与小承气汤合方加减而成。诸药合用，既不违背少阳禁下原则，又可和解少阳、内泻热结，使少阳与阳明之邪得以分解。

【原文】伤寒十三日不解，胸胁满而呕，日晡所发潮热，已而微利，此本柴胡证，下之以不得利，今反利者，知医以丸药下之，此非其治也。潮热者，实也，先宜服小柴胡汤以解外，后以柴胡加芒硝汤主之。

【译文】伤寒病经过十三天不解除，胸胁满闷而呕吐，午后三到五时发潮热，接着出现轻微下利，这本来是大柴胡汤证，因兼便秘应当用大柴胡汤攻下，医生却反而用丸药攻下以致下利，便是错误的治法。虽已误治，但病证仍在，潮热未罢，潮热是里实的主证，治疗应当先服小柴胡汤以解除外邪，然后用柴胡加芒硝汤主治。

柴胡加芒硝汤

【原文】柴胡二两十六铢　黄芩一两　人参一两　甘草一两，炙　生姜一两，切　半夏二十铢　大枣四枚，擘　芒硝二两

上八味，以水四升，煮取二升，去滓，内芒硝，更煮微沸，分温再服，不解更作。

【译文】柴胡加芒硝汤由八味药组方。用四升水，先加入前七味药煮至留取二升，去掉药渣，再加入芒硝，煮至稍沸，分两次温服。服药后大便不解的，可继续服用。

【原文】伤寒十三日，过经谵语者，以有热也，当以汤下之。若小便利者，大便当硬，而反下利，脉调和者，知医以丸药下之，非其治也。若自下利者，脉当微厥，今反和者，此为内实也，调胃承气汤主之。

【译文】伤寒病到了第十三天，病传入里，见到谵语，乃里热熏蒸的缘故，应当服用攻下的汤药。如果小便通畅，大便应当坚硬，而反发生下利，脉象调和没有其他虚象，可见这是医生误用丸药攻下所致，属于治疗的错误。如果不是因误下而自己下利的，脉象应当微厥，现在脉象反而调和的，这是里实无疑，用调胃承气汤主治。

柴胡加芒硝汤方解

本方主治少阳兼阳明里实证。本方由小柴胡汤加芒硝而成。芒硝咸寒，善能泻热软坚以润燥。本方攻下之力虽不及大柴胡汤，但去燥热以治潮热的作用，却优于大柴胡汤。据赵开美版本所载，本方只取小柴胡汤原剂量的三分之一，又不减甘草、人参等补药，故对正气较虚，里实而不甚的，比大柴胡汤更为适宜。

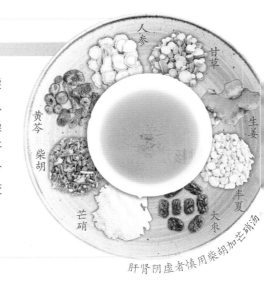

肝肾阴虚者慎用柴胡加芒硝汤

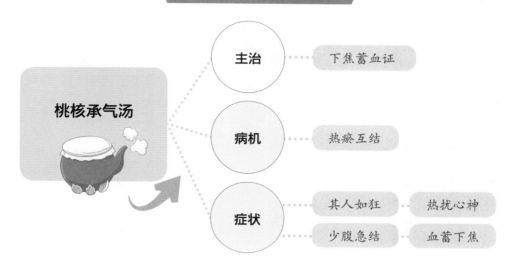

桃核承气汤适应证

桃核承气汤

- 主治 …… 下焦蓄血证
- 病机 …… 热瘀互结
- 症状 …… 其人如狂 …… 热扰心神
- …… 少腹急结 …… 血蓄下焦

【原文】太阳病不解，热结膀胱，其人如狂，血自下，下者愈。其外不解者，尚未可攻，当先解其外；外解已，但少腹急结者，乃可攻之，宜桃核承气汤。

【译文】太阳病表证未解，邪热结于膀胱部位，患者出现了好像发狂一样的症状，如果血可以自动排出来，排血之后病就可以痊愈。患者表证未解的，还不可用攻下法，应当先解其表；待表解以后，感到小腹部拘急挛结的，才可使用攻下法，宜用桃核承气汤。

桃核承气汤

【原文】桃仁五十个，去皮尖　大黄四两　桂枝二两，去皮　甘草二两，炙　芒硝二两

上五味，以水七升，煮取二升半，去滓，内芒硝，更上火，微沸下火，先食温服五合，日三服，当微利。

【译文】桃核承气汤由五味药组方。用七升水，先加入前四味药煎煮至留取二升五合，去掉药渣，再加入芒硝，然后放在火上，微微煮沸后离火，每次饭前温服五合，一天服三次，服药后会出现轻微下利的症状。

 桃核承气汤方解

　　本方主治蓄血轻证。 桃仁与大黄合用，瘀热并治；芒硝泻热软坚，帮助大黄下瘀泻热；桂枝通行血脉，既帮助桃仁活血祛瘀，又能防止芒硝和大黄的寒凉性质导致凝血；炙甘草护胃安中，并缓诸药之峻烈。

【原文】伤寒八九日，下之，胸满烦惊，小便不利，谵语，一身尽重，不可转侧者，柴胡加龙骨牡蛎汤主之。

【译文】伤寒病经过八九天，误用攻下，出现胸部满闷、烦躁惊惕不安、小便不通畅、谵语、全身沉重、不能转侧的症状，用柴胡加龙骨牡蛎汤主治。

柴胡加龙骨牡蛎汤

【原文】柴胡四两　龙骨　黄芩　生姜切　铅丹①　人参　桂枝去皮　茯苓各一两半　半夏二合半，洗　大黄二两　牡蛎一两半，熬　大枣六枚，擘

上十二味，以水八升，煮取四升，内大黄，切如棋子，更煮一两沸，去滓，温服一升。本云柴胡汤，今加龙骨等。

【译文】柴胡加龙骨牡蛎汤由十二味药组方。除大黄外，余药用八升水，煮至留取四升，然后加入大小如围棋子的大黄，再煮一二沸，去掉药渣，每次温服一升。旧本原为柴胡汤，现用柴胡汤加入龙骨等药。

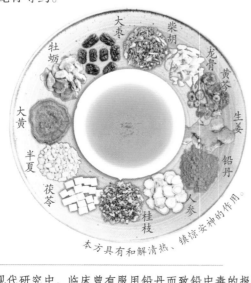

本方具有和解清热、镇惊安神的作用。

柴胡加龙骨牡蛎汤方解

本方主治少阳兼表里三焦俱病。柴胡、桂枝、黄芩和里解外，以治寒热往来、身重；龙骨、牡蛎、铅丹重镇安神，以治烦躁惊狂；半夏、生姜和胃降逆；大黄泻里热、和胃气；茯苓安心神、利小便；人参、大枣益气养营、扶正祛邪。共成和解清热、镇惊安神之功。

【原文】伤寒，腹满谵语，寸口脉浮而紧，此肝乘脾也，名曰纵，刺期门。

伤寒发热，啬啬恶寒，大渴欲饮水，其腹必满，自汗出，小便利，其病欲解，此肝乘肺也，名曰横，刺期门。

【译文】伤寒病，腹部胀满、谵语、寸口脉浮而紧，这是肝木克脾土的征象，叫作"纵"，用刺期门的方法进行治疗。

伤寒病，发热、畏缩恶寒、非常口渴、想要喝水、腹部胀满，这是肝木反克肺金的表现，叫作"横"，可用针刺期门来治疗。治疗后如果出现自汗出、小便通畅的，为肝气得泄，病将痊愈。

---

①现代研究中，临床曾有服用铅丹而致铅中毒的报道，因此不能长期服用铅丹。但若用之量小，又配伍大黄通下，促使铅毒排泄可不致中毒，同时注意用药不可超过一周。近年用此方者，多以磁石、生铁落、代赭石代之。

太阳病第二天误治辨析

太阳病第二天，患者烦躁不安

→ 误用热熨疗法，汗出太多，火热之邪乘虚内入胃，患者躁扰不宁、谵语，病经十多天

→ 患者全身颤抖、下利 — 疾病将要解除

→ 患者腰以下部位不出汗，反见呕吐，足底感觉冰凉，大便干硬 — 水谷之气向下流动，未痊愈

【原文】太阳病，二日反躁，凡熨其背，而大汗出，大热入胃，胃中水竭，躁烦必发谵语。十余日振栗自下利者，此为欲解也。故其汗从腰以下不得汗，欲小便不得，反呕，欲失溲，足下恶风，大便硬，小便当数，而反不数，又不多，大便已，头卓然而痛，其人足心必热，谷气下流故也。

【译文】太阳病第二天，患者出现烦躁不安，医生反而熨患者的背部，导致汗出淋漓，火热之邪乘虚内入于胃，胃中津液枯竭，于是出现躁扰不宁、谵语的症状。病经十多天，假如患者出现全身颤抖，并且下利的，便是正能胜邪，疾病将要解除。如果火攻后患者腰以下部位不出汗，想解小便却解不出来，反见呕吐，感觉要小便失禁，足底下感觉冰凉，大便干硬，小便本应当频数，却反而不频数，且量少，想解又解不出。假如解大便后，头猛然疼痛，感觉脚心发热，这是水谷之气下达的缘故。

【原文】太阳病中风，以火劫发汗，邪风被火热，血气流溢，失其常度。两阳相熏灼，其身发黄。阳盛则欲衄，阴虚小便难。阴阳俱虚竭，身体则枯燥，但头汗出，剂颈而还，腹满微喘，口干咽烂，或不大便，久则谵语，甚者至哕，手足躁扰，捻衣摸床。小便利者，其人可治。

【译文】太阳病中风证，用火法强迫发汗，风邪遇到火热，因而血气流行，打乱了正常的规律。风与火交相熏灼，患者身体就会发黄。热盛迫血于上，鼻腔就会出血；津液不足于下，小便就会困难。气血都亏耗，身体就会枯燥。仅见头上出汗，到颈部为止，腹部胀满，微微气喘，口干无津，咽喉腐烂，或伴有大便不通，时间久了，就会发生谵语，严重的更会发生呃逆、手足躁扰、捻衣摸床的表现。如果小便还能通利，患者还有治愈的希望。

【原文】 伤寒脉浮，医以火迫劫之，亡阳必惊狂，卧起不安者，桂枝去芍药加蜀漆①牡蛎龙骨救逆汤主之。

【译文】 伤寒病，脉象浮，本应当发汗解表，医生却用火法②强迫发汗，导致心阳浮越③，出现惊恐狂乱、坐卧不安的，用桂枝去芍药加蜀漆牡蛎龙骨救逆汤主治。

桂枝去芍药加蜀漆牡蛎龙骨救逆汤

【原文】 桂枝三两，去皮　甘草二两，炙　生姜三两，切　大枣十二枚，擘　牡蛎五两，熬　蜀漆三两，洗去腥　龙骨四两

上七味，以水一斗二升，先煮蜀漆，减二升，内诸药，煮取三升，去滓，温服一升。本云桂枝汤，今去芍药，加蜀漆牡蛎龙骨。

【译文】 此汤由七味药组方。用一斗二升水，先加入蜀漆煎煮，煮去二升水，再加入其他药物，煮至留取三升，去掉药渣，每次温服一升。旧本原为桂枝汤，现在去掉芍药，加上蜀漆、牡蛎、龙骨。

【原文】 形作伤寒，其脉不弦紧而弱。弱者必渴，被火必谵语。弱者发热脉浮，解之当汗出愈。

【译文】 症状表现像伤寒病，但脉象不弦紧反而弱，并且出现口渴，便是温病，如果误用火攻，就会出现谵语的症状。温病初起脉弱，并见发热、脉浮，宜用发汗解表法治疗。

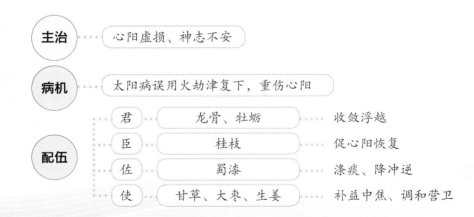

桂枝去芍药加蜀漆牡蛎龙骨救逆汤适应证

主治	心阳虚损、神志不安		
病机	太阳病误用火劫津复下，重伤心阳		
配伍	君	龙骨、牡蛎	收敛浮越
	臣	桂枝	促心阳恢复
	佐	蜀漆	涤痰、降冲逆
	使	甘草、大枣、生姜	补益中焦、调和营卫

①蜀漆：为虎耳草科植物黄常山的枝叶。性温，味苦辛，有毒，具有除痰、截疟、消症瘕积聚之功效。
②火法：指用火热强迫取汗以达到治疗伤寒的一种方法，凡烧针、火熏、灸法，皆属于火法。
③浮越：指阳气虚损，浮于体表。

体有火邪的表现及禁用灸法的情况

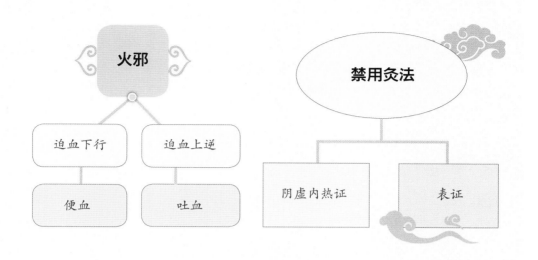

火邪

迫血下行　迫血上逆

便血　吐血

禁用灸法

阴虚内热证　表证

【原文】太阳病，以火熏之，不得汗，其人必躁，到经不解，必清血，名为火邪。

脉浮热甚，而反灸之，此为实，实以虚治，因火而动，必咽燥吐血。

微数之脉，慎不可灸，因火为邪，则为烦逆，追虚逐实，血散脉中，火气虽微，内攻有力，焦骨伤筋，血难复也。脉浮，宜以汗解，用火灸之，邪无从出，因火而盛，病从腰以下必重而痹，名火逆也。欲自解者，必当先烦，烦乃有汗而解。何以知之？脉浮故知汗出解。

【译文】太阳病，治以火熏法，不出汗，患者必烦躁不安。假如病至第六、第七天，仍不痊愈的，会出现便血。因为这是误用火熏所致，所以叫作"火邪"。

脉象浮，发热很重的患者，反用灸法治疗，这本是实证，把实证当成虚证来治疗，血液被火邪迫灼而外溢，就会咽喉干燥、吐血。

患者脉象无力而数，千万不可用灸法治疗。假如误用，就会被火邪内迫，出现烦扰不安的变证。阴血本虚反用灸法，会更伤阴，是为追虚；热本属实，用火法更增里热，是为逐实。血液流散于脉中，艾火虽然微弱，但伐内非常有力，会损伤筋骨，让血液难以恢复。脉象浮为表证，宜用发汗法，如果用艾火灸之，表邪不能从汗解，邪热反而因火治而更加炽盛，患者从腰部以下必然沉重而麻痹，这种变证叫作"火逆"。如果病将自行痊愈的，会先出现心烦不安，而后出汗从而疾病解除。怎么知道的呢？这是因为脉浮，浮主正气浮盛于外，所以知道汗出病解。

【原文】烧针令其汗，针处被寒，核起而赤者，必发奔豚。气从少腹上冲心者，灸其核上各一壮，与桂枝加桂汤，更加桂二两也。

【译文】用烧针的方法发汗，针刺的地方被寒邪侵袭，有红色核块的，就一定会发作奔豚。感觉气从小腹上冲心胸，可外用灸法，在肿起的包块上各灸一壮，内服桂枝加桂汤，就是在桂枝汤的基础上再加二两桂枝。

桂枝加桂汤

【原文】桂枝五两，去皮　芍药三两　生姜三两，切　甘草二两，炙　大枣十二枚，擘

　　上五味，以水七升，煮取三升，去滓，温服一升。本云桂枝汤，今加桂满五两，所以加桂者，以能泄奔豚气也。

【译文】此汤由五味药组方。用七升水，煮至留取三升，去掉药渣，每次温服一升。旧本原为桂枝汤，现加桂枝达到五两，是因为桂枝能降奔豚气。

桂枝加桂汤方解

本方主治肾寒气逆。

桂枝、生姜既可行散，又可平冲；芍药既可益营，又可敛降；大枣、甘草可补五脏六腑及营卫之气。

【原文】火逆下之，因烧针烦躁者，桂枝甘草龙骨牡蛎汤主之。

【译文】误用火攻而又行攻下，因火攻发汗致心阳损伤，出现烦躁不安的，用桂枝甘草龙骨牡蛎汤主治。

评析　　　本证是因烧针惊动心气，心气因惊而虚，肾气乘寒而动，加重桂枝用量，可达到下气平冲逆的作用。

不同证型奔豚治法区分

症状	病机	治法	方剂名	加重药量
脐下悸	水气动 欲作奔豚	外解表寒	苓桂甘枣汤	茯苓
气从少腹 上冲心胸	肾邪气逆 已作奔豚	温降冲逆	桂枝加桂汤	桂枝

桂枝甘草龙骨牡蛎汤

【原文】 桂枝一两，去皮　甘草二两，炙　牡蛎二两，熬　龙骨二两

上四味，以水五升，煮取二升半，去滓，温服八合，日三服。

【译文】 桂枝甘草龙骨牡蛎汤由四味药组方。用五升水，煮至留取二升五合，去掉药渣，每次温服八合，一天服三次。

【原文】 太阳伤寒者，加温针必惊也。

【译文】 太阳伤寒证，假如用温针进行治疗，往往会导致惊惕不安的变证。

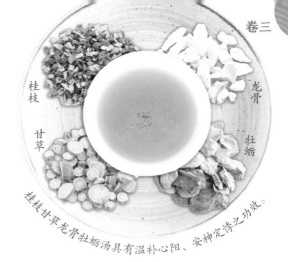

桂枝甘草龙骨牡蛎汤具有温补心阳、安神定悸之功效。

桂枝甘草龙骨牡蛎汤方解

本方主治心阳虚烦躁。 桂枝为温心通阳之要药；甘草补心气、健脾气，使气血生化有源；龙骨、牡蛎重镇潜敛、安神定悸。四药合力，阳气得复，心神得安，血行得畅，则诸症悉除。

误用火法导致的变证

心阳损伤证
- 烦躁 — 阳虚烦扰 — 桂枝甘草龙骨牡蛎汤
- 惊狂不安 — 阳虚浮越 — 桂枝去芍药加蜀漆牡蛎龙骨救逆汤
- 发作奔豚 — 肾邪上逆 — 桂枝加桂汤

火邪内攻证
- 咽燥吐血、鼻出血 — 热伤阳络，迫血上溢
- 大便下血 — 热伤阴络，迫血下行
- 腰以下重痹 — 热伤阴血，经脉痹阻
- 躁烦谵语 — 津伤胃热，蒸扰心神
- 身体发黄，鼻出血，小便难，头汗出，腹满微喘，或不大便，久则谵语，甚者至哕，手足躁扰，捻衣摸床 — 两阳熏灼，血气流行失度
- 腰以下不得汗，呕吐，大便硬，小便量少，欲小便不得，欲失溲 — 阳盛于上，不得通于下

【原文】太阳病，当恶寒发热，今自汗出，反不恶寒发热，关上脉细数者，以医吐之过也。一二日吐之者，腹中饥，口不能食；三四日吐之者，不喜糜粥，欲食冷食，朝食暮吐。以医吐之所致也，此为小逆。

【译文】太阳病表证，应当有恶寒、发热的症状，现在患者出现自汗，不见寒战发热，反而见到关脉细数，这是医生误用涌吐法所引起的变证。在得病一两天误用涌吐法的，就会出现腹中饥饿，却不想吃；在得病三四天误用涌吐法的，就会出现不喜欢喝稀粥，想吃冷食，早晨吃进去的食物，晚上就吐出来。这都是医生误用涌吐法导致的变证，其病变尚轻，所以叫作"小逆"。

【原文】太阳病吐之，但太阳病当恶寒，今反不恶寒，不欲近衣，此为吐之内烦也。

病人脉数，数为热，当消谷引食，而反吐者，此以发汗，令阳气微，膈气虚，脉乃数也。数为客热，不能消谷，以胃中虚冷，故吐也。

【译文】太阳病，应当有恶寒的症状，现却使用涌吐法，吐后患者反而出现不恶寒，不想穿衣服的症状，即为误用涌吐法所致内热的变证。

患者脉象数，脉数一般代表热证，热能消化水谷，应当出现想多食的症状，却反而出现食而呕吐的，这是发汗不当，导致阳气不足，膈间正气虚衰，因而出现脉数。这种脉数是阳虚假热的表现，不能消化水谷，所以不能食，因为胃中本虚冷，虚寒上逆，所以出现呕吐。

【原文】太阳病，过经十余日，心下温温欲吐，而胸中痛，大便反溏，腹微满，郁郁微烦。先此时自极吐下者，与调胃承气汤。若不尔者，不可与。但欲呕，胸中痛，微溏者，此非柴胡汤证，以呕故知极吐下也。

【译文】太阳病，病传阳明经已经十多天，患者泛泛欲呕，胸部疼痛，大便反而稀溏，腹部微有胀满，心中郁闷烦躁。假如是误用峻猛的涌吐药或攻下药所致的，可用调胃承气汤治疗；假如不是大吐大下所致，则不能用调胃承气汤。虽有只想呕吐、胸部疼痛、大便稍稀溏的症状，但此证不是小柴胡汤证。根据患者泛泛想吐，所以可以推知是大吐大下所致的。

【原文】太阳病六七日，表证仍在，脉微而沉，反不结胸，其人发狂者，以热在下焦，少腹当硬满，小便自利者，下血乃愈。所以然者，以太阳随经，瘀热在里故也，抵当汤主之。

【译文】太阳病，经过六七天，表证仍然存在，脉象微且沉，没有结胸的症状，患者神志发狂的，便是邪热结于下焦的缘故，当有小腹部坚硬胀满、小便通畅等症状，下血就可痊愈。之所以出现这种情况，是因为太阳之邪随经入里，邪热与瘀血互结于下焦，即下焦蓄血证，用抵当汤主治。

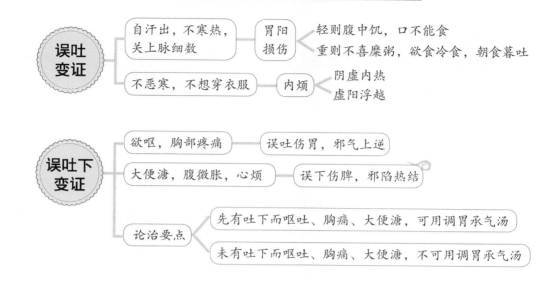

抵当汤

【原文】水蛭熬 虻虫各三十个，去翅足，熬 桃仁二十个，去皮尖 大黄三两，酒洗
上四味，以水五升，煮取三升，去滓，温服一升，不下更服。

【译文】抵当汤由四味药组方。用五升水，煮至留取三升，去掉药渣，每次温服一升，服药后血排不出去的，可以继续服用。

【原文】太阳病身黄，脉沉结，少腹硬，小便不利者，为无血也。小便自利，其人如狂者，血证谛也，抵当汤主之。

【译文】太阳病，症状表现为皮肤发黄、脉象沉结、小腹坚硬，如果小便不通畅，则不是蓄血证，而是湿热发黄证；如果小便通畅，并有狂乱征兆的，则是蓄血证无疑，用抵当汤主治。

 ## 抵当汤方解

本方主治蓄血重证。水蛭、虻虫均为虫类，善能破血逐瘀、消症化积；大黄凉血泻下；桃仁活血散瘀。本方为活血祛瘀重剂，非瘀阻实证者慎用，年老体虚者慎用，孕妇忌用。

【原文】伤寒有热，少腹满，应小便不利，今反利者，为有血也，当下之，不可余药^①，宜抵当丸。

【译文】伤寒病表现为发热、小腹部胀满，如果是水饮内蓄引起的，应当小便不通畅，现小便反而通畅的，是下焦蓄血证，应当下其瘀血，不用其他药物，适宜用抵当丸。

抵当丸

【原文】水蛭二十个，熬　虻虫二十个，去翅足，熬　桃仁二十五个，去皮尖　大黄三两

上四味，捣分四丸，以水一升，煮一丸，取七合服之，晬时当下血，若不下者更服。

【译文】抵当丸由四味药组方。共捣成细末，分作四个药丸，用一升水，取一个丸药煎煮，煮至留取七合，连药渣一起服下。服后二十四小时应当下血，如果不下血的，可以再服。

【原文】太阳病，小便利者，以饮水多，必心下悸；小便少者，必苦里急也。

【译文】太阳病，因为饮水过多，致水饮内停。假如小便通利的，是水停中焦，一定会出现胃脘悸动的症状；假如小便短少不通畅的，是水停下焦，一定会出现小腹部胀满、急迫不舒的症状。

抵当丸方解

本方与抵当汤所用药物相同，但剂量上相对较小。 其活血作用相对缓和，下瘀之力相比汤药和缓而持久，故服药后"晬时当下血"，若不下血的，可以再服。

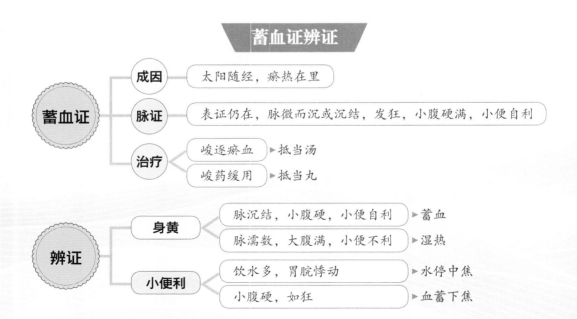

蓄血证辨证

蓄血证
- 成因 —— 太阳随经，瘀热在里
- 脉证 —— 表证仍在，脉微而沉或沉结，发狂，小腹硬满，小便自利
- 治疗
  - 峻逐瘀血 ▶ 抵当汤
  - 峻药缓用 ▶ 抵当丸

辨证
- 身黄
  - 脉沉结，小腹硬，小便自利 ▶ 蓄血
  - 脉濡数，大腹满，小便不利 ▶ 湿热
- 小便利
  - 饮水多，胃脘悸动 ▶ 水停中焦
  - 小腹硬，如狂 ▶ 血蓄下焦

①不可余药：此处有两种解释，一为不用其他药物；一为连药渣一并服下。

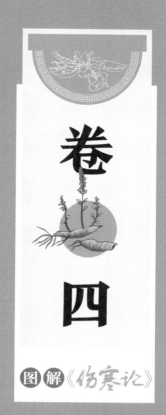

卷

四

图解《伤寒论》

辨太阳病脉证并治下第七

【原文】问曰：病有结胸，有脏结，其状何如？答曰：按之痛，寸脉浮，关脉沉，名曰结胸也。

何谓脏结？答曰：如结胸状，饮食如故，时时下利，寸脉浮，关脉小细沉紧，名曰脏结。舌上白胎滑者，难治。

脏结无阳证，不往来寒热，其人反静，舌上胎滑者，不可攻也。

【译文】问：病有结胸，有脏结，它们有什么表现？答：胸脘部按之疼痛，寸部脉象浮，关部脉象沉，便叫作"结胸"。

问：什么是脏结？答：症状表现与结胸相似，但饮食如常，经常下利，寸部脉浮，关部脉细小沉紧，便叫作"脏结"。若舌苔白滑的，是难治之证。

脏结没有发热、口渴等阳热证的表现，也不见往来寒热，患者不烦躁反而安静，舌苔滑的，不可用攻下法治疗。

【原文】病发于阳，而反下之，热入因作结胸；病发于阴，而反下之，因作痞也。所以成结胸者，以下之太早故也。结胸者，项亦强，如柔痓状，下之则和，宜大陷胸丸。

【译文】太阳病，反用攻下的方法治疗，使邪热内陷，就形成了结胸；本属里证，反而用攻下的方法治疗，就形成了痞证。之所以形成结胸，是因为攻下太早的缘故。患结胸病的，项部也有拘急不柔和的感觉，像患柔痓的症状，用攻下就会使症状缓解，适合用大陷胸丸。

结胸、脏结与心下痞辨析

脏结 —— 内脏虚寒，阴寒内凝于脏

↕ 临床表现相似，但病机不同

结胸 —— 邪气、痰水结于胸膈——胸膈、脘腹疼痛硬满

↕ 结胸从"病发于阳"误下而来，心下痞从"病发于阴"误下而来

心下痞 —— 伤寒表邪未解，误用下法，或内伤元气不足，痰湿郁热蕴结所致

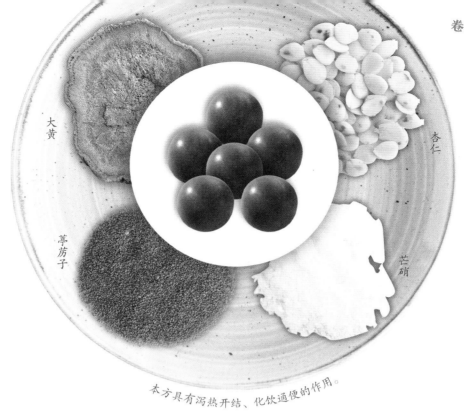

大黄

葶苈子

杏仁

芒硝

本方具有泻热开结、化饮通便的作用。

大陷胸丸

【原文】大黄半斤　葶苈子半升，熬　芒硝半升　杏仁半升，去皮尖，熬黑

上四味，捣筛二味，内杏仁、芒硝，合研如脂，和散，取如弹丸一枚，别捣甘遂末一钱匕，白蜜二合，水二升，煮取一升，温顿服之，一宿乃下，如不下，更服，取下为效。禁如药法。

【译文】大陷胸丸由四味药组方。大黄和葶苈子捣细过筛，加杏仁、芒硝，共同研磨成脂膏，和匀后，取出像一枚弹丸的量，别捣甘遂末一钱匕，用二合白蜜、二升水，煮至留取一升，温时一次服下，过一夜才能泻下，如果不出现泻下，再服一次药，以出现泻下为准。服用禁忌等一如通常用药。

【原文】结胸证，其脉浮大者，不可下，下之则死。

结胸证悉具，烦躁者亦死。

【译文】结胸证，脉象浮大的，不能用攻下法治疗，假如误用攻下，便会导致患者死亡。

结胸证的症状全部具备，假如出现躁扰不宁的，多属死候。

 ## 大陷胸丸方解

本方主治结胸病位偏上。大黄性苦寒以泻热；芒硝性咸寒以软坚；杏仁性苦甘以降气；葶苈子、甘遂取其行水而直达；白蜜取其润滑而甘缓。

大陷胸汤方解

本方主治大结胸证。方中甘遂为峻逐水饮之要药，擅长逐泻胸腹积水；大黄苦寒，泻热荡实；芒硝咸寒，软坚、破水热结聚。三药相配，共奏泻热、逐水、开结之功，使水邪、热邪从大便去。

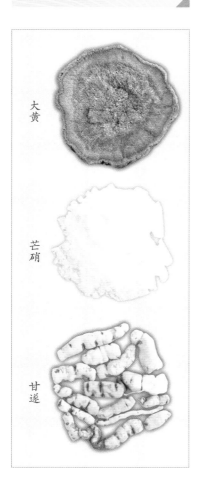

大黄

芒硝

甘遂

【原文】太阳病，脉浮而动数，浮则为风，数则为热，动则为痛，数则为虚，头痛发热，微盗汗出，而反恶寒者，表未解也。医反下之，动数变迟，膈内拒痛，胃中空虚，客气①动膈，短气躁烦，心中懊侬，阳气②内陷，心下因硬，则为结胸，大陷胸汤主之。若不结胸，但头汗出，余处无汗，剂颈而还③，小便不利，身必发黄。

【译文】太阳病，脉浮而动数，浮主风邪在表，数主身体有热，动是痛的表现，数脉又主虚象，头痛发热，微微盗汗，而反有恶寒的，这是表邪未解。医生反用攻下法，以致动数脉变为迟脉，胸膈部疼痛，这是由于胃气因攻下而空虚，邪气陷于胸膈部位，所以呼吸短促、躁扰不安、胸中懊恼，由于表邪内陷，胃脘因而硬满，以致成为结胸的，用大陷胸汤主治。若误下后未成结胸，只是头上出汗，从颈项以下都没有汗，小便不利的，必然会出现身体发黄。

大陷胸汤

【原文】大黄六两去皮　芒硝一升　甘遂一钱匕

上三味，以水六升，先煮大黄取二升，去滓，内芒硝，煮一两沸，内甘遂末，温服一升，得快利，止后服。

【译文】大陷胸汤由三味药组方。用六升水，先煮大黄至留取二升，去掉药渣，加入芒硝，煮一二沸，再加入甘遂末。每次温服一升，泻下畅快后，就停服后面的药。

【原文】伤寒六七日，结胸热实，脉沉而紧，心下痛，按之石硬者，大陷胸汤主之。

【译文】伤寒病六七天，出现热实结胸证，脉象沉紧，胃脘疼痛，按压时像石头一样坚硬的，应当用大陷胸汤主治。

①客气：指邪气，因从外来，故称"客气"。

②阳气：这里指表邪而言，不是指正气。

③剂颈而还："剂"同"齐"，指汗出到颈部为止。

【原文】伤寒十余日，热结在里，复往来寒热者，与大柴胡汤；但结胸，无大热者，此为水结在胸胁也，但头微汗出者，大陷胸汤主之。

【译文】伤寒病十多天，邪热结聚在里，又见往来寒热的，用大柴胡汤。若只有结胸症状，没有高热的，这是水与邪热结聚于胸胁，只是头部微微出汗的，应当用大陷胸汤主治。

大柴胡汤

【原文】柴胡半斤　枳实四枚，炙　生姜五两，切　黄芩三两　芍药三两　半夏半升，洗　大枣十二枚，擘

上七味，以水一斗二升，煮取六升，去滓，再煎，温服一升，日三服。一方加大黄二两，若不加，恐不名大柴胡汤。

【译文】大柴胡汤由七味药组方。用一斗二升水，煮至留取六升，去掉药渣，煎煮浓缩。每次温服一升，一天服三次。另有配伍为加二两大黄，如果不加，恐怕就不能叫大柴胡汤。

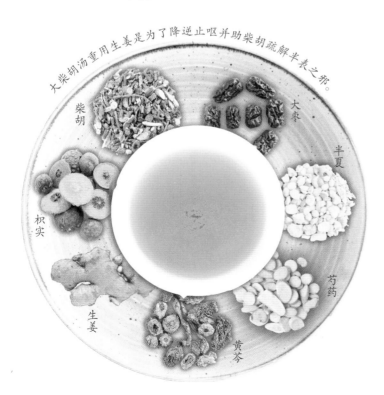

大柴胡汤重用生姜是为了降逆止呕并助柴胡疏解半表之邪。

柴胡　大枣　半夏　芍药　黄芩　生姜　枳实

【原文】太阳病，重发汗而复下之，不大便五六日，舌上燥而渴，日晡所小有潮热，从心下至少腹硬满而痛，不可近者，大陷胸汤主之。

【译文】太阳病，经过多次发汗后又用了攻下法，出现五六天不大便，舌上干燥而口渴，午后到傍晚这段时间有轻度的潮热，从胃脘至小腹坚硬胀满、疼痛，不能用手触摸等症状的，应当用大陷胸汤主治。

评析

大柴胡汤证与大陷胸汤证的区分。二方证均有按之胃脘满痛的症状。前者兼有往来寒热，呕不止，按时胃脘满痛，不按时只有胸胁苦满。此为少阳邪热未解又兼里实，治以和解少阳兼通里，预后良好。后者胃脘像石头一样硬，按之拒痛，兼有外无大热，但头上有微汗，重者小便不利，身必发黄，此因误下导致热邪与水邪互结于里。治以大陷胸汤泻热、逐水、破结，预后多凶。

小陷胸汤方解

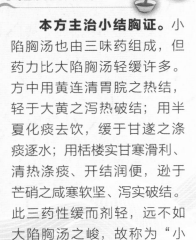

本方主治小结胸证。小陷胸汤也由三味药组成，但药力比大陷胸汤轻缓许多。方中用黄连清胃脘之热结，轻于大黄之泻热破结；用半夏化痰去饮，缓于甘遂之涤痰逐水；用栝楼实甘寒滑利、清热涤痰、开结润便，逊于芒硝之咸寒软坚、泻实破结。此三药性缓而剂轻，远不如大陷胸汤之峻，故称为"小陷胸汤"。

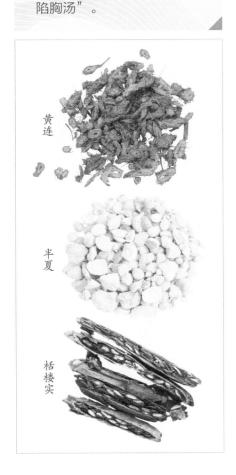

黄连

半夏

栝楼实

【原文】 小结胸病，正在心下，按之则痛，脉浮滑者，小陷胸汤主之。

【译文】 小结胸病，病位在胃脘部，按压局部有疼痛感，脉象浮滑的，应当用小陷胸汤主治。

小陷胸汤

【原文】 黄连一两　半夏半升，洗　栝楼实大者一枚

上三味，以水六升，先煮栝楼，取三升，去滓，内诸药，煮取二升，去滓，分温三服。

【译文】 小陷胸汤由三味药组方。用六升水，先煮栝楼实至留取三升，去掉药渣，加入其他药物，煮至留取二升，去掉药渣，分三次温服。

【原文】 太阳病，二三日，不能卧，但欲起，心下必结，脉微弱者，此本有寒分也。反下之，若利止，必作结胸；未止者，四日复下之，此作协热利也。

太阳病，下之，其脉促，不结胸者，此为欲解也。脉浮者，必结胸。脉紧者，必咽痛。脉弦者，必两胁拘急。脉细数者，头痛未止。脉沉紧者，必欲呕。脉沉滑者，协热利。脉浮滑者，必下血。

【译文】 太阳病二三天，不能安静地卧睡，只想起身，胃脘之间见痞结胀硬，脉象微弱的，这是原本有寒饮的缘故。反用攻下法治疗，如果下利停止，多会形成结胸证。下利不停止的，到第四天又再攻下，这就形成协热下利。

太阳病，误用攻下后，脉象急促，但是没有形成结胸证的，这是病症将要解除的表现。出现浮脉的，多会形成结胸。脉象紧的，多会出现咽喉疼痛。脉象弦的，多会出现两胁拘急。脉细数的，会头痛不止。脉沉紧的，多想呕吐。脉沉滑的，多会出现协热下利。脉见浮滑的，多会出现大便下血。

【原文】病在阳，应以汗解之，反以冷水潠①之，若灌之，其热被劫不得去，弥更益烦，肉上粟起，意欲饮水，反不渴者，服文蛤散；若不差者，与五苓散。寒实结胸，无热证者，与三物小陷胸汤。白散亦可服。

【译文】病在太阳，应当用发汗法来解除，反而用冷水喷洒或冲洗的方法治疗，使邪热被水寒所郁遏而不能去，更增加了烦热，肌肤泛起粟粒状凸起，想要喝水，但又不是真正的口渴，这种情况用文蛤散。如果病情不见减轻，再给五苓散。寒实结胸证，不见热象，给三物小陷胸汤，也可以服用白散。

文蛤散

【原文】文蛤五两

上一味为散。以沸汤和一方寸匕服。汤用五合。

【译文】文蛤散由一味药组方。将其制作成散剂，用五合开水调和一方寸匕服下。

五苓散

【原文】猪苓十八铢，去黑皮　白术十八铢　泽泻一两六铢　茯苓十八铢　桂枝半两，去皮

上五味为散，更于臼中治之，白饮和方寸匕服之，日三服，多饮暖水，汗出愈。

【译文】五苓散由五味药组方。所有药材制作成散剂，再放入石臼中共同研匀，用白米汤调和一方寸匕服下，一天服三次。多饮热水，待汗出，病就可以痊愈。

白散

【原文】桔梗三分　巴豆一分，去皮心，熬黑研如脂　贝母三分

上三味为散，内巴豆，更于臼中杵之，以白饮和服，强人半钱匕，羸者减之。病在膈上必吐，在膈下必利，不利，进热粥一杯，利过不止，进冷粥一杯。身热皮粟不解，欲引衣自覆，若以水潠之、洗之，益令热却不得出，当汗而不汗则烦，假令汗出已，腹中痛，与芍药三两如上法。

文蛤散方解

本方主治水热之邪郁闭体表。
文蛤味苦性寒而燥，寒则清热，苦则燥湿，苦寒相用，以愈水热之邪郁闭体表。

白散方解

本方主治寒饮结胸。巴豆可攻逐诸脏腑、筋骨、肌肤之寒饮；贝母既可清热，又可化痰；桔梗既宣发，又化痰。三者合用，则病势偏上者，邪实因吐而减；病势偏下者，邪结因下利而解。

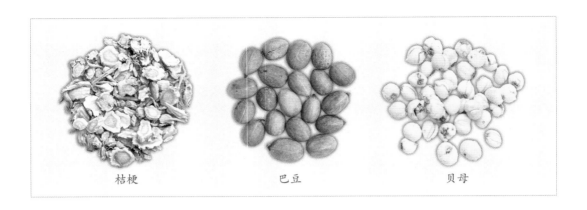

桔梗　　　　　　　巴豆　　　　　　　贝母

【译文】白散由三味药组方。所有药材制作成散剂，先将桔梗、贝母研细成散，再加入巴豆后，在石臼中捣杵成细末，用白米汤调和后服用。强壮的人一次服半钱匕，瘦弱的人适当减量。病邪在膈上的，药后多见呕吐；病邪在膈下的，药后多见下利。若不下利的，喝一杯热粥；下利太过而不停止的，喝一杯冷粥。身体发热，皮肤起粟粒样凸起而不解除，想取衣被自盖的，如果用水喷洒、沐浴，只能使邪热被阻不能外出，本应当出汗而不能出汗，就会烦热更甚。假如出汗以后，见腹中疼痛的，宜服三两芍药，服法同上。

文蛤散、五苓散与白散适应证

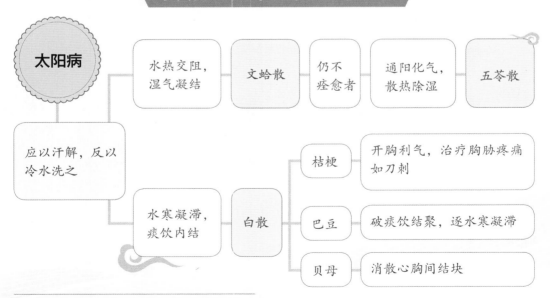

①潠：含水喷洒称"潠"，是古代的一种退热方法。

【原文】太阳与少阳并病，头项强痛，或眩冒，时如结胸，心下痞硬者，当刺大椎第一间、肺俞、肝俞，慎不可发汗；发汗则谵语，脉弦。五日谵语不止，当刺期门。

【译文】太阳和少阳并病，出现头痛、项部拘紧不柔和，或者眩晕、头目昏蒙，时常出现类似结胸的症状，表现为胃脘痞塞硬满等症状的，应当针刺大椎第一间、肺俞、肝俞，千万不可以发汗。发汗就会出现谵语、脉弦的症状。如果谵语五天不停止，应当针刺期门。

太阳病误治变证及太阳、少阳并病

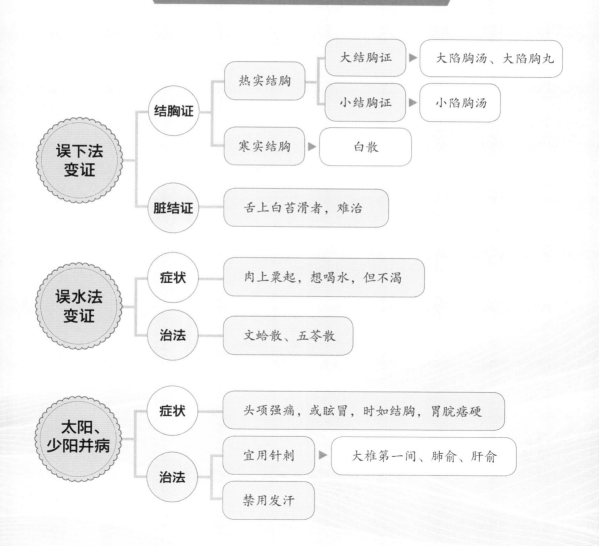

【原文】妇人中风，发热恶寒，经水适来，得之七八日，热除而脉迟身凉，胸胁下满，如结胸状，谵语者，此为热入血室也，当刺期门，随其实而取之。

妇人中风，七八日续得寒热，发作有时，经水适断者，此为热入血室，其血必结，故使如疟状，发作有时，小柴胡汤主之。

【译文】妇女患太阳中风证后，发热恶寒并见，月经又恰好来潮，患病七八天时，发热已除，但见脉迟身凉，胸胁下胀满，像结胸的症状，并且出现谵语的，这是热入血室证，应针刺期门，去其实邪。

妇女患太阳中风证七八天后，又出现了恶寒发热间歇发作的症状，月经恰好中断的，这是热入血室导致的，邪热必然与血相结，因此才出现了间歇发作的如疟疾的症状，应当用小柴胡汤主治。

评析

热入血室，寒热如疟应该用小柴胡汤。

热入血室指妇女在经期或产后感受外邪，邪热乘虚侵入血室（胞宫），与血搏结导致的一种病证。此病的主要症状有下腹部或胸胁下硬满、发热恶寒，有时如疟状，重则表现为白天神志清醒，夜晚则胡言乱语、神志异常等。小柴胡汤是治疗热入血室的基本方，可以在此方基础上，根据患者的情况随证加减。

小柴胡汤

【原文】柴胡半斤　黄芩三两　人参三两　半夏半升，洗　甘草三两　生姜三两，切　大枣十二枚，擘

上七味，以水一斗二升，煮取六升，去滓，再煎取三升，温服一升，日三服。

【译文】小柴胡汤由七味药组方。用一斗二升水，煮至留取六升，去掉药渣，再煎煮浓缩至三升，每次温服一升，一天服三次。

【原文】妇人伤寒，发热，经水适来，昼日明了，暮则谵语，如见鬼状者，此为热入血室，无犯胃气，及上二焦，必自愈。

【译文】妇女患伤寒病，出现发热，月经又恰好来潮，白天精神正常，神志清醒，黄昏后就出现了谵语的症状，像见到鬼一样，这是热入血室证。治疗时只要不损伤胃气及上二焦，多会自行痊愈。

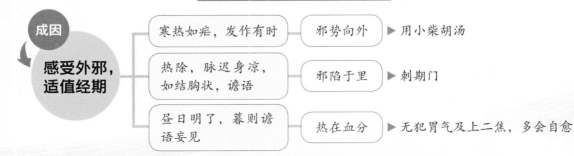

热入血室证三种情况

成因			
感受外邪，适值经期	寒热如疟，发作有时	邪势向外	▶ 用小柴胡汤
	热除，脉迟身凉，如结胸状，谵语	邪陷于里	▶ 刺期门
	昼日明了，暮则谵语妄见	热在血分	▶ 无犯胃气及上二焦，多会自愈

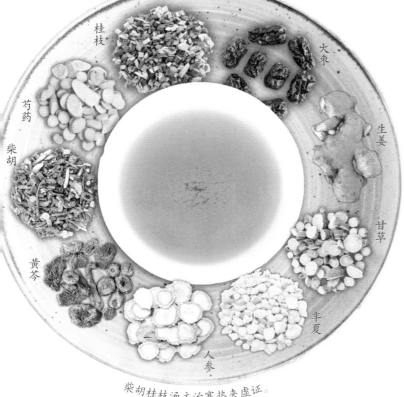

柴胡桂枝汤主治寒热夹虚证。

柴胡桂枝汤方解

　　本方主治少阳病兼太阳表证。本方为太阳、少阳合病之方，因太阳、少阳之证俱微，故治疗时各取桂枝汤和小柴胡汤原量之半合剂。桂枝汤以解太阳中风证，表虚有汗之证，小柴胡汤以和解少阳之枢机，内清随经之热邪。本方具有和解表里、通达内外、调畅气机、舒肝和胃、调和肝脾等多种功效，故临床应用非常广泛。

【原文】伤寒六七日，发热，微恶寒，支节烦疼，微呕，心下支结，外证未去者，柴胡桂枝汤主之。

【译文】伤寒病六七天，出现发热、轻微恶寒、四肢关节烦痛、微呕、胃脘闷结不适，表证还没有解除的，应当用柴胡桂枝汤主治。

柴胡桂枝汤

【原文】桂枝去皮　黄芩一两半　人参一两半　甘草一两，炙　半夏二合半，洗　芍药一两半　大枣六枚，擘　生姜一两半，切　柴胡四两

　　上九味，以水七升，煮取三升，去滓，温服一升。本云人参汤，作如桂枝法，加半夏、柴胡、黄芩，复如柴胡法。今用人参作半剂。

【译文】柴胡桂枝汤由九味药组方。用七升水，煮至留取三升，去掉药渣，每次温服一升。旧本原为人参汤，如桂枝汤的方法煎服，加半夏、柴胡、黄芩，也可如柴胡汤的方法煎服。现今用人参仅取一半的用量。

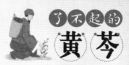

了不起的 **黄芩**

　　黄芩味苦，性寒，归肺经、胆经、脾经、大肠经、小肠经，具有清热燥湿、泻火解毒、止血、安胎的功效，其主要用于湿温、暑温、胸闷呕恶、湿热痞满、泻痢、黄疸、肺热咳嗽、高热烦渴、血热吐衄、痈肿疮毒、胎动不安等症。

评析

邪入少阳，饮结阳郁的证治。 误用汗法、下法导致胸胁满微结、往来寒热、心烦，均是少阳主证，因知为邪入少阳，枢机不利。三焦决渎失职，所以小便不利，水蓄气滞，津不上承则口渴，胃气尚和则不呕，阳郁不宣，邪热上蒸则头汗出。治当和解枢机、宣化停饮、透达郁阳，方用柴胡桂枝干姜汤。

柴胡桂枝干姜汤方解

本方主治伤寒少阳证。 本方是由小柴胡汤加减组成。方中柴胡、黄芩外疏内清，以和解少阳邪热；桂枝、干姜味辛发散，振奋中阳、温化寒饮；栝楼根甘寒，润燥生津、止渴，与牡蛎相合，能生津胜热、逐饮散结；炙甘草调和诸药。七味药相合，寒温并行，和解少阳邪热，温利三焦水饮。

【原文】伤寒五六日，已发汗而复下之，胸胁满微结，小便不利，渴而不呕，但头汗出，往来寒热，心烦者，此为未解也，柴胡桂枝干姜汤主之。

【译文】伤寒病五六天，已经发过汗又用了攻下法，出现胸胁胀满轻微痞结、小便不利、口渴不呕吐、只头部出汗、寒热往来、心烦等症状的，这是病症没有解除，应当用柴胡桂枝干姜汤。

柴胡桂枝干姜汤

【原文】柴胡半斤　桂枝三两，去皮　干姜二两　栝楼根四两　黄芩三两　牡蛎二两，熬　甘草二两，炙

上七味，以水一斗二升，煮取六升，去滓，再煎取三升，温服一升，日三服，初服微烦，复服汗出便愈。

【译文】柴胡桂枝干姜汤由七味药组方。用一斗二升水，煮至留取六升，去掉药渣，再煎煮浓缩至三升，每次温服一升，一天服三次，第一次服药后会感到轻微心烦，再服后汗出，病症就会痊愈。

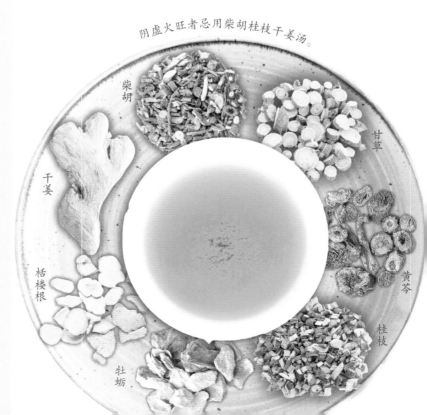

阴虚火旺者忌用柴胡桂枝干姜汤。

柴胡　甘草　干姜　栝楼根　牡蛎　桂枝　黄芩

【原文】 伤寒五六日，头汗出，微恶寒，手足冷，心下满，口不欲食，大便硬，脉细者，此为阳微结，必有表，复有里也。脉沉，亦在里也。汗出为阳微，假令纯阴结，不得复有外证，悉入在里，此为半在里半在外也。脉虽沉紧，不得为少阴病，所以然者，阴不得有汗，今头汗出，故知非少阴也，可与小柴胡汤。设不了了者，得屎而解。

【译文】 伤寒病五六天，表现为头汗出、轻微恶寒、手足发冷、胃脘胀满、口无食欲、大便硬结、脉细的，这是阳微结证，必定既有表证，又兼有里证。脉沉也是里证的证明。汗出也可以因阳虚所造成，假如上述症状是纯阴结证，就不应该兼有表证，而应是病邪入里的里证。这里的症状却是一半在里一半在表，脉象虽然见沉紧，却不可诊断为少阴病。之所以这样，是因为阴证不应当出汗，现今头部汗出，因此可知并不是少阴病，可以用小柴胡汤治疗。假如服药后身体仍有不爽快的感觉，只要大便一通，就会畅快了。

评析

阳微结证的辨治。 本证的脉证颇似阴证、虚证、寒证，较难确诊，文中提出辨证关键如下："头汗出"，以阴不得有汗，据以推断证属阳微结，不是少阴的纯阴结；"微恶寒，手足冷"是阳郁于里不得外达，说明是里实热的阳结；又因大便虽硬，却无潮热腹满痛等症，仅见胃脘胀满、口不欲食，可见只是胆胃气滞的阳微结证。在明确诊断的前提下，本证应用小柴胡汤进行治疗。

评析

阳微结证用小柴胡汤治疗。 阳微结证为半在里半在外，阳邪微结，枢机不利，故宜用小柴胡汤以和解枢机，宣通内外，既能透达在外之表邪，又能清解在里之郁热，尚可调和胃气以通大便，使郁热得泄，则表里之证随之而解也，也可在小柴胡汤中加一些泻下药物，帮助大便通畅。假若里气未和，大便尚未通畅者，自当微通其便，得屎而解。

半夏泻心汤方解

　　本方主治寒热错杂之痞证。方中以辛温之半夏为君，散结除痞，又善降逆止呕；以辛热之干姜为臣，温中散寒；以黄芩、黄连之苦寒，泻热开痞。上四药相伍，具有寒热平调、辛开苦降之用。然寒热互结，又缘于中虚失常，升降失常，故方中又以人参、大枣甘温益气，以补脾虚，与半夏配合，有升有降，以复脾胃升降之常，再使以甘草补脾和中而调诸药。

【原文】伤寒五六日，呕而发热者，柴胡汤证具，而以他药下之，柴胡证仍在者，复与柴胡汤。此虽已下之，不为逆，必蒸蒸而振，却发热汗出而解。若心下满而硬痛者，此为结胸也，大陷胸汤主之。但满而不痛者，此为痞，柴胡不中与之，宜半夏泻心汤。

【译文】伤寒病五六天，呕吐又发热的，小柴胡汤证的症状已经具备，却用其他方药来攻下，但只要小柴胡汤证的症状仍旧存在的，就仍可用小柴胡汤治疗。这里虽然误用攻下法，还没形成变证，但服小柴胡汤后多会出现蒸蒸振战，随后发热汗出而病症得以解除。如果出现胃脘胀满、坚硬和疼痛的，这就是结胸证，应当用大陷胸汤治疗。只胀满而不疼痛的，这是痞证，用小柴胡汤是不行的，适合用半夏泻心汤。

半夏泻心汤

【原文】半夏半升，洗　黄芩　干姜　人参　甘草炙，各三两　黄连一两　大枣十二枚，擘

　　上七味，以水一斗，煮取六升，去滓，再煎取三升，温服一升，日三服。

【译文】半夏泻心汤由七味药组方。用一斗水，煮至留取六升，去掉药渣，再煎煮浓缩至三升，每次温服一升，一天服三次。

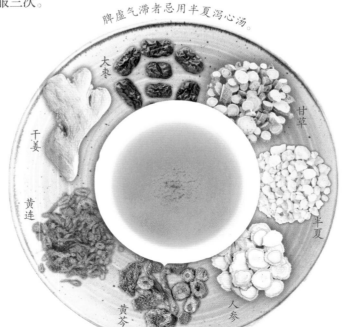

脾虚气滞者忌用半夏泻心汤。

大枣　甘草　干姜　黄连　黄芩　人参　半夏

【原文】太阳少阳并病，而反下之，成结胸，心下硬，下利不止，水浆不下，其人心烦。

【译文】太阳经与少阳经并病，反而用攻下法治疗，结果形成了结胸证，表现为胃脘坚硬、腹泻不止、汤水不能下咽等，患者还会感到心烦不安。

【原文】脉浮而紧，而复下之，紧反入里，则作痞，按之自濡，但气痞耳。

【译文】脉象浮而紧，主太阳表证，误用了攻下法以后，邪入于里，遂成痞证。按之柔软，因为这仅是气分的痞结。

【原文】太阳中风，下利呕逆，表解者，乃可攻之。其人漐漐汗出，发作有时，头痛，心下痞硬满，引胁下痛，干呕短气，汗出不恶寒者，此表解里未和也，十枣汤主之。

【译文】太阳中风证表证未解，又见下利和呕逆，应当先解表。如果表证已经解除，这才可以攻下。若患者见小汗出，间歇发作有一定的时间，头痛，胃脘痞硬胀满，牵引胸胁疼痛，干呕、短气，虽有汗但不恶风寒的，这是表邪已解但里邪未除，用十枣汤主治。

🥄 **评析**

太阳少阳并病，误下致成结胸危候。太阳病邪在表，固不可下，少阳病邪在半表半里，亦不可下，太阳病邪并少阳，虽然已渐入里，但还未至里实，反用下法，遂致邪内陷而成结胸证。本证不仅胃脘满硬，而且下利不止、水浆不下，邪结正伤，胃伤则气逆而食不入，脾伤则气陷而利不止，脾胃机能行将败绝，而邪结不去，正虚邪扰所以心烦。此时补泻两难，预后大多不良。

评析

痞证的成因、脉证与病机。痞证是以胃脘痞塞、闷满为主证的症候名称。上文已经提到痞证的成因是病发于阴，误下所致，特点是"但满而不痛"，此处补充痞证的脉象、症状及病机特点。"紧反入里"中"紧"可指脉象，亦指病邪。脉浮而紧，浮为在表，紧为寒邪，误下之后，外邪入里，邪气内陷形成痞证。不过这种痞证内无有形实邪，仅是无形气滞，所以又接着介绍其特点是"按之自濡"，其病机特点是"但气痞耳"。

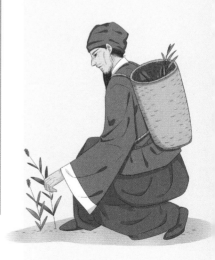

十枣汤方解

本方主治水饮停聚胸胁。方中甘遂苦寒有毒，善行经逐络脉之水湿；大戟苦寒有毒，善泻脏腑之水邪；芫花辛温有毒，善消胸胁伏饮痰癖。三药峻烈，各有专功，合而用之，攻逐水饮之功效较好。用十枚大枣煎汤送服，取其益脾缓中之效，防止伤及脾胃，并缓和诸药毒性，使邪去而正不伤。

十枣汤

【原文】 芫花熬　甘遂　大戟

上三味等分，各别捣为散，以水一升半，先煮大枣肥者十枚，取八合，去滓，内药末，强人服一钱匕，羸人服半钱，温服之，平旦服。若下少，病不除者，明日更服，加半钱。得快下利后，糜粥自养。

【译文】 十枣汤由三味药组方，三味药的用量相等，分别捣细制成散剂。用一升半水，先煮十枚大枣，煮至留取八合，去掉药渣，加入药末。强壮的人每次服一钱匕，瘦弱的人每次服半钱匕，应在清晨温服。如果药后泻下较少，病症不能解除的，第二天再服的时候就应增多半钱匕。泻下畅快以后，用稀粥自行调养。

【原文】 太阳病，医发汗，遂发热恶寒，因复下之，心下痞，表里俱虚，阴阳气并竭，无阳则阴独，复加烧针，因胸烦，面色青黄，肤眴者，难治；今色微黄，手足温者，易愈。

【译文】 太阳病，经过医生治疗发过汗后，仍然发热恶寒，因此又用攻下法治疗，以致出现胃脘痞满，这是表里皆虚，阴阳俱衰。阳分表证已除，邪气独陷内里，反加烧针治疗，因而导致胸中烦闷，如果又见面色青黄、肌肤颤动，病症就难以治疗了。现今面色微微发黄，手足尚温的，比较容易治愈。

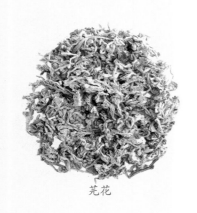

芫花

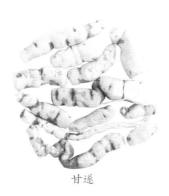

甘遂

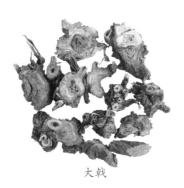

大戟

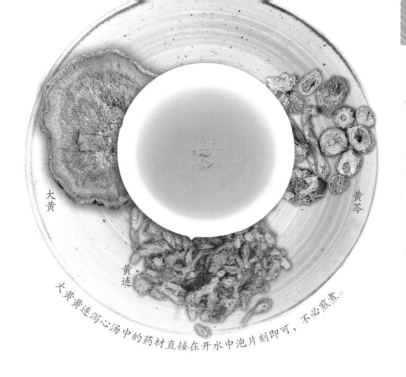

大黄

黄芩

黄连

大黄黄连泻心汤中的药材直接在开水中泡片刻即可，不必煎煮。

大黄黄连泻心汤方解

　　本方是辨治脾胃积热的代表方。大黄泻下攻积、清热火；黄芩、黄连清热燥湿、泻火解毒。另外，本方与后世温胆汤合用又称"三黄温胆汤"，治疗因痰热引起的多种病症。

【原文】心下痞，按之濡，其脉关上浮者，大黄黄连泻心汤主之。

【译文】胃脘痞满，按压感觉柔软，关脉现浮象的，用大黄黄连泻心汤主治。

大黄黄连泻心汤①

【原文】大黄二两　黄连一两

　　上二味，以麻沸汤二升渍之须臾，绞去滓，分温再服。

【译文】大黄黄连泻心汤由二味药组方。用二升即将烧沸的水浸泡片刻，绞去药渣，分两次温服。

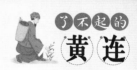

了不起的**黄连**

黄连味苦，性寒，归心经、脾经、胃经、肝经、胆经、大肠经，具有清热燥湿、泻火解毒的功效，其主要用于湿热痞满、呕吐吞酸、泻痢、黄疸、高热神昏、心火亢盛、心烦不寐、血热吐衄、目赤、牙痛、消渴、痈肿疔疮等症。

①关于本汤剂有没有加黄芩，注解如下供参考：臣亿等看详大黄黄连泻心汤，诸本皆二味，又后附子泻心汤，用大黄、黄连、黄芩、附子，恐是前方中亦有黄芩，后但加附子也，故后云附子泻心汤，本云加附子也。《千金翼方》注："此方必有黄芩。"

附子泻心汤方解

本方主治热痞兼阳虚。本方由大黄黄连泻心汤加附子而成。方中大黄清泻脾胃无形邪热；黄连清中焦邪热；黄芩清上焦邪热。用麻沸汤浸渍，取其气清轻上扬，免其味重浊下泻，以泻中焦邪热。附子久煎别煮取汁，使辛热药物充分发挥其温肾壮阳、顾护卫气之功。

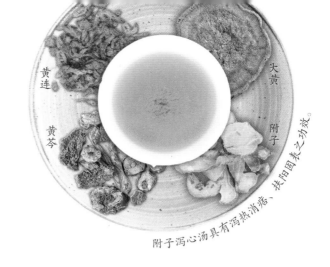

附子泻心汤具有泻热消痞、扶阳固表之功效。

【原文】心下痞，而复恶寒汗出者，附子泻心汤主之。

【译文】胃脘痞满，又见恶寒并汗出的，用附子泻心汤主治。

附子泻心汤

【原文】大黄二两　黄连一两　黄芩一两　附子一枚, 炮, 去皮, 破, 别煮取汁

上四味，切三味，以麻沸汤二升渍之，须臾，绞去滓，内附子汁，分温再服。

【译文】附子泻心汤由四味药组方。切前三味，用二升即将烧沸的水浸泡一会，绞去药渣，加入煮好的附子汁，分两次温服。

【原文】本以下之，故心下痞，与泻心汤。痞不解，其人渴而口燥烦，小便不利者，五苓散主之。一方云，忍之一日乃愈。

【译文】原本误用攻下法导致胃脘痞满，给予泻心汤。痞满仍不解除，伴有口渴、心烦、小便不利的，用五苓散主治。有个简单的治法，就是忍耐不饮，坚持一天便可痊愈。

【原文】伤寒汗出解之后，胃中不和，心下痞硬，干噫食臭，胁下有水气，腹中雷鸣，下利者，生姜泻心汤主之。

【译文】伤寒病发汗以后，出现胃中不和，自觉胃脘痞满而硬，嗳气中有饮食的气味，胁下有水肿，腹中肠鸣响声似雷，并见泻下的，用生姜泻心汤主治。

生姜泻心汤

【原文】 生姜四两，切　甘草三两，炙　人参三两　干姜一两　黄芩三两　半夏半升，洗　黄连一两　大枣十二枚，擘

上八味，以水一斗，煮取六升，去滓，再煎取三升，温服一升，日三服。附子泻心汤，本云加附子。半夏泻心汤、甘草泻心汤，同体别名耳。生姜泻心汤，本云理中人参黄芩汤，去桂枝、术，加黄连并泻肝法。

【译文】 生姜泻心汤由八味药组方。用一斗水，煮至留取六升，去掉药渣，再煎煮浓缩至三升。每次温服一升，一天服三次。附子泻心汤，旧本原为加附子。半夏泻心汤和甘草泻心汤本是同一种方剂，只不过名称有别罢了。生姜泻心汤，旧本原为理中人参黄芩汤去桂枝、白术，加黄连用于泻肝。

【原文】 伤寒中风，医反下之，其人下利日数十行，谷不化，腹中雷鸣，心下痞硬而满，干呕心烦不得安，医见心下痞，谓病不尽，复下之，其痞益甚，此非结热，但以胃中虚，客气上逆，故使硬也，甘草泻心汤主之。

【译文】 伤寒病或中风表证，医生反而用了攻下的方法，以使患者一天腹泻数十次，饮食不消化，腹中肠鸣，响声似雷，自觉胃脘痞硬胀满，干呕、心烦不得安宁。医生见有胃脘痞满的症状，便认为是实邪尚未解除，于是又用攻下的方法，使得患者胃脘痞满的症状更加严重。这并不是实热内结，只是因为胃中气虚，下陷的邪气以及水气上逆，所以才造成胃脘痞满，应当用甘草泻心汤主治。

甘草泻心汤

【原文】 甘草四两，炙　黄芩三两　干姜三两　半夏半升，洗　大枣十二枚，擘　黄连一两

上六味，以水一斗，煮取六升，去滓，再煎取三升，温服一升，日三服。

【译文】 甘草泻心汤由六味药组方。用一斗水，煮至留取六升，去掉药渣，再煎煮浓缩至三升，每次温服一升，一天服三次。

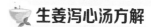

生姜泻心汤方解

本方主治**胃中水湿不化而致痞利**。本方即半夏泻心汤减干姜量，加生姜组成。方中黄连、黄芩苦寒，清热燥湿；半夏、干姜使脾胃气机得以升降；人参、大枣调补脾胃之气，恢复脾胃的生理功能，重用生姜以和脾胃、散水气；甘草补中益气，并调和诸药。

甘草泻心汤方解

本方主治**胃气虚弱痞证**。本方即半夏泻心汤加重甘草用量而成。甘草为君药，以补中缓急，使胃虚得补，急利得缓，余药仍和胃消痞。本方应有人参，当属传抄脱漏。

赤石脂禹余粮汤方解

本方主治久泻久痢。由赤石脂、禹余粮组成，两药均属收涩固脱之药，尤对久泻滑脱之证更为适用。赤石脂性甘酸而温，自古认为是一种敛涩之品，酸温敛气，用以治久痢；禹余粮涩肠止泻，能固涩胜湿。

评析

汗法、吐法、下法都是治疗伤寒的大法，但如果使用不当，会损伤正气导致病情恶化。本条论述了医者误用汗法，致胃气受损，又误用下法，再伤其脾气，此时中气受伤，应该补中来挽救，但医者错上加错，又用汗法，导致阳气更伤，时间长了，病情会更加严重。

【原文】伤寒服汤药，下利不止，心下痞硬。服泻心汤已，复以他药下之，利不止，医以理中与之，利益甚。理中者，理中焦，此利在下焦，赤石脂禹余粮汤主之。复不止者，当利其小便。

【译文】伤寒病服汤药后，出现腹泻不止、胃脘痞硬。服泻心汤以后，又用了其他药物来攻下，致使腹泻不止。医生用理中汤给患者服用，腹泻更加严重。理中汤是治理中焦的方药，这种腹泻已经是下焦滑脱不禁，所以治中焦无效，应当用赤石脂禹余粮汤治疗。如果腹泻还不止的，就应当采用利小便的方法。

赤石脂禹余粮汤

【原文】赤石脂一斤，碎　太一禹余粮一斤，碎

上二味，以水六升，煮取二升，去滓，分温三服。

【译文】赤石脂禹余粮汤由二味药组方。用六升水，煮至留取二升，去掉药渣，分三次温服。

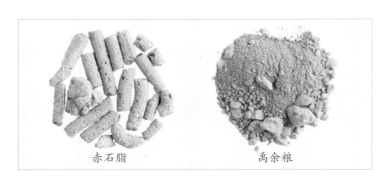

赤石脂　　　　　　禹余粮

【原文】伤寒吐下后，发汗，虚烦，脉甚微，八九日心下痞硬，胁下痛，气上冲咽喉，眩冒，经脉动惕者，久而成痿[1]。

【译文】伤寒病用过涌吐、攻下、发汗的方法后，出现了虚烦不安、脉象十分微弱的症状，在第八、第九天时，又自觉胃脘痞硬、胁下疼痛、有气上逆直冲咽喉、头目眩晕昏蒙、经脉跳动不安的，如果日久不愈，有可能会发展成痿证。

---

①痿：病症名，主要症状是两足软弱无力不能行动。

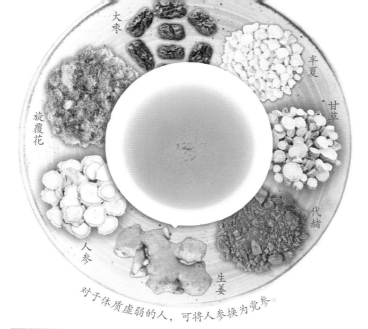

对于体质虚弱的人，可将人参换为党参。

【原文】伤寒发汗，若吐若下，解后心下痞硬，噫气不除者，旋覆代赭汤主之。

【译文】伤寒病，经过发汗、涌吐或攻下等方法治疗后，表证已解除，又出现自觉胃脘痞满而硬、嗳气不缓解等症状的，应当用旋覆代赭汤治疗。

旋覆代赭汤

【原文】旋覆花三两　人参二两　生姜五两　代赭一两　甘草三两，炙　半夏半升，洗　大枣十二枚，擘

上七味，以水一斗，煮取六升，去滓，再煎取三升，温服一升，日三服。

【译文】旋覆代赭汤由七味药组方。用一斗水，煮至留取六升，去掉药渣，再煎煮浓缩至三升，每次温服一升，一天服三次。

评析　本条所述即经过发汗、涌吐或攻下等治法，大邪已解之后，因胃气虚弱、浊气不降、饮邪上逆而发生的症候，主要是胃脘痞硬，唯水气不除，没有热象。所以不用泻心剂，而用旋覆代赭汤以补中、涤饮、降逆。

旋覆代赭汤方解

本方主治胃虚气逆痰阻证。 本方中旋覆花降逆止噫、消痰除痞；代赭石重坠降逆、化痰止呕；生姜散寒止呕、和胃化痰；半夏散结除痞、燥湿化痰；人参补脾益胃、固护中焦；甘草、大枣益气和中。

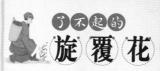

了不起的 **旋覆花**

旋覆花，别名六月菊，味苦、咸，性微温，归肺经、胃经，具有消痰行水、降气止呕的功效，其主治咳喘痰黏、哕噫嗳气、胸痞胁痛等症。

以攻下法治表证，必致表邪内陷，化热迫肺，肺气闭郁不得宣通则气喘，肺合皮毛，郁热蒸迫津液外泄则汗出。这种喘汗，颇容易与太阳中风证相混，所以特别提出"不可更行桂枝汤"，以期引起重视。正由于热邪内陷，所以肌表反而没有大热，切不可误认为寒证，必须清宣肺热，宜用麻黄杏仁甘草石膏汤。

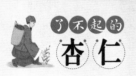

杏仁味苦，性微温，有小毒，归肺经、大肠经，具有降气、祛痰止咳、平喘、润肠的功效，主治外感咳嗽、喘满、喉痹、肠燥便秘等症。

【原文】下后不可更行桂枝汤，若汗出而喘，无大热者，可与麻黄杏子甘草石膏汤①。

【译文】攻下以后，不能再用桂枝汤了，如果出现汗出并且气喘，尚无大热的，可以用麻黄杏子甘草石膏汤。

麻黄杏子甘草石膏汤

【原文】麻黄四两　杏仁五十个，去皮尖　甘草二两，炙　石膏半斤，碎，绵裹

上四味，以水七升，先煮麻黄，减二升，去白沫，内诸药，煮取三升，去滓，温服一升。本云黄耳杯。

【译文】麻黄杏子甘草石膏汤由四味药组方。用七升水，先煮麻黄，煮去二升水，去掉浮沫，加入其他药物，煮至留取三升，去掉药渣，每次温服一升。旧本原为一黄耳杯。

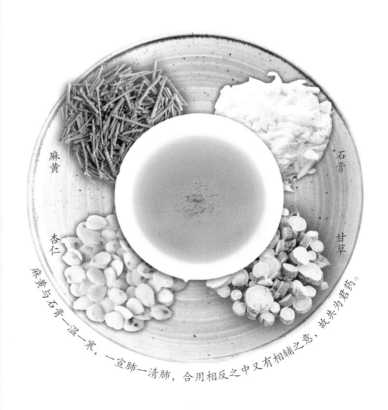

麻黄

石膏

杏仁

甘草

麻黄与石膏一温一寒，一宣肺一清肺，合用相反之中又有相辅之意，故共为君药。

①麻黄杏子甘草石膏汤即麻黄杏仁甘草石膏汤。

【原文】 太阳病，外证未除，而数下之，遂协热而利，利下不止，心下痞硬，表里不解者，桂枝人参汤主之。

【译文】 太阳病，表证还没有解除，医生却多次使用攻下法，于是就形成了协热下利，下利不止，又自觉胃脘痞硬，表证与里证都不解除的，用桂枝人参汤治疗。

桂枝人参汤

【原文】 桂枝四两，别切　甘草四两，炙　白术三两　人参三两　干姜三两

上五味，以水九升，先煮四味，取五升，内桂，更煮取三升，去滓，温服一升，日再夜一服。

【译文】 桂枝人参汤由五味药组方。用九升水，先煮后四味，煮至留取五升，加入桂枝，再煮至留取三升，去掉药渣，每次温服一升，白天服两次，夜间服一次。

【原文】 伤寒大下后，复发汗，心下痞，恶寒者，表未解也。不可攻痞，当先解表，表解乃可攻痞。解表宜桂枝汤，攻痞宜大黄黄连泻心汤。

伤寒发热，汗出不解，心中痞硬，呕吐而下利者，大柴胡汤主之。

【译文】 伤寒病经过峻泻以后，又用发汗的方法，出现胃脘痞满、恶寒的，这是表证还没有解除，不可直接治痞证，应当先解表。表证解除以后，才可以治痞，解表宜用桂枝汤，治痞宜用大黄黄连泻心汤。

伤寒病，症见发热，汗出以后病邪没有解除，又出现自觉心中痞硬、呕吐、腹泻等症状的，用大柴胡汤主治。

评析

表里证同具的治疗原则是，里实的，先治表邪，表解后再治其里。文中的"心下痞"属于里实，所以也不可攻痞，而当先解其表。所谓先用桂枝汤解表，后用大黄黄连泻心汤治痞，不过是举例而言，应该使用何方，还应随病情而定，不必拘泥。

桂枝人参汤方解

本方主治太阳中风证与脾胃虚寒相兼。方中桂枝解肌发汗、温暖脾胃；人参补益中气；白术健脾益气；干姜温中散寒；甘草益气和中。桂枝与干姜，辛温解肌、温阳散寒；人参与白术，人参益气偏于补气，白术益气偏于健脾；桂枝与人参，人参助桂枝辛甘化阳，桂枝助人参甘温补阳；桂枝与白术，温阳健脾、化生阳气。诸药相伍，共成温里解表之剂。

瓜蒂散方解

　　本方主治痰涎宿食壅滞胸脘。方中用瓜蒂以催吐痰涎宿食，但瓜蒂苦寒有毒，催吐力峻，易伤胃气，配以赤小豆、淡豆豉等谷类之品，取谷气以保胃气，使快吐而不伤正，且淡豆豉轻清宣泄，兼能宣解胸中邪气，并助瓜蒂以涌吐。三药合用，共成涌吐痰涎宿食之剂。

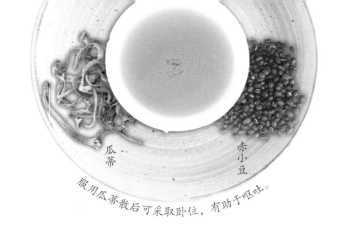

瓜蒂　　赤小豆

服用瓜蒂散后可采取卧位，有助于呕吐。

【原文】病如桂枝证，头不痛，项不强，寸脉微浮，胸中痞硬，气上冲咽喉，不得息者，此为胸有寒①也。当吐之，宜瓜蒂散。

【译文】病像桂枝汤证，但头部不痛，项部未见拘紧不柔和，只见寸脉微浮，自觉胸中痞闷而硬，逆气上冲喉咽，致使呼吸不得顺畅的，这是痰饮、宿食等阻塞于胸中，应当用涌吐的方法来治疗，宜用瓜蒂散。

瓜蒂散

【原文】瓜蒂一分，熬黄　赤小豆一分

　　上二味，各别捣筛，为散已，合治之，取一钱匕，以香豉一合，用热汤七合，煮作稀糜，去滓，取汁和散，温顿服之。不吐者，少少加，得快吐乃止。诸亡血虚家，不可与瓜蒂散。

【译文】瓜蒂散由二味药组方。两种药材分别捣细过筛制成散剂后，再混合研匀，取一钱匕。另用一合香豉，取七合热水，煮成稀粥，去掉药渣，取汁调和，趁温一次服下。服药后不吐的，应渐渐增加药量，呕吐畅快后，就不要再用药了。各种失血证和各种虚证，都不可以使用瓜蒂散。

【原文】病胁下素有痞，连在脐傍，痛引少腹，入阴筋者，此名脏结，死。

【译文】患者出现胁下向来有痞块，并一直连到脐旁，发生疼痛时会牵引小腹，并使外阴挛缩，这就叫作"脏结"，是死证。

---

①胸有寒：这里的"寒"作"邪"解，即胸中有邪气阻滞。凡痰涎宿食等皆属邪的范畴。

【原文】伤寒若吐若下后，七八日不解，热结在里，表里俱热，时时恶风，大渴，舌上干燥而烦，欲饮水数升者，白虎加人参汤主之。

【译文】伤寒病，用了涌吐法、攻下法以后，七八天病不解除，是邪热在里，表里内外皆热，表现为时时感觉恶风、口大渴、舌干燥而心烦不安、想大量喝水的，用白虎加人参汤主治。

白虎加人参汤

【原文】知母六两　石膏一斤，碎　甘草二两，炙　人参二两　粳米六合

上五味，以水一斗，煮米熟汤成，去滓，温服一升，日三服。此方立夏后立秋前乃可服，立秋后不可服。正月二月三月尚凛冷，亦不可与服之，与之则呕利而腹痛。诸亡血虚家亦不可与，得之则腹痛利者，但可温之，当愈。

【译文】白虎加人参汤由五味药组方。用一斗水，煮至粳米熟透的时候，药汤即成，去掉药渣，每次温服一升，一天服三次。本方在立夏以后至立秋以前才可以服用，立秋以后就不可以服用了。正月、二月、三月的时候，天气还凛冽寒冷，也不可以给患者服用，服用后就会出现呕吐、腹泻并见腹痛。对各种失血证和各种虚证患者，也不可以给他服用，误服后出现腹痛、腹泻的，只要用温法，应当能治愈。

【原文】伤寒无大热，口燥渴，心烦，背微恶寒者，白虎加人参汤主之。

伤寒脉浮，发热无汗，其表不解，不可与白虎汤。渴欲饮水，无表证者，白虎加人参汤主之。

【译文】伤寒病，出现发热尚不重、口中干燥而渴、心烦、背部轻微恶寒的，应当用白虎加人参汤治疗。

伤寒病，脉见浮象、发热无汗，患者表证没有解除，不可以服用白虎汤。如果口渴想喝水，没有表证，应当用白虎加人参汤治疗。

白虎加人参汤方解

本方主治阳盛津伤。方中石膏辛寒质重，善清透气热；知母苦寒滑润，善泻火滋阴；甘草、粳米益气和中，泻火而不伤脾胃；人参益气生津。石膏与知母二药合用，既清且透，滋液润燥，为治阳明无形热邪之要药。

评析

本条主要说明使用白虎汤的禁忌。因为白虎汤是清热的重剂，只适用于阳明里热炽盛之证，若太阳表邪未解而误用之，反而会损伤阳气，导致阴寒内盛等病变。今脉象浮而不大，发热无汗，乃是表证未解，即使渴欲饮水，也不可用白虎汤，这在临床是必须注意的。

黄芩汤方解

本方主治少阳郁热伤气血。方中芍药配甘草，酸甘化阴而缓急止痛；甘草配伍大枣，甘平益气滋阴，培土安中，并制黄芩寒凝之性，更能调和诸药。本方为"万世治痢之祖方"，其重心在于清泻里热，里热清则不仅下利自止，其在表之热亦可。

【原文】太阳少阳并病，心下硬，颈项强而眩者，当刺大椎、肺俞、肝俞，慎勿下之。

【译文】太阳经与少阳经并病，患者自觉胃脘痞硬、颈项部拘紧不柔和、头目眩晕的，应当针刺大椎、肺俞、肝俞治疗，切不可用攻下法。

【原文】太阳与少阳合病，自下利者，与黄芩汤；若呕者，黄芩加半夏生姜汤主之。

【译文】太阳经与少阳经合病，未经治疗出现下利的，给黄芩汤；如果出现呕吐的，应当用黄芩加半夏生姜汤主治。

黄芩汤

【原文】黄芩三两　芍药二两　甘草二两，炙　大枣十二枚，擘
　　上四味，以水一斗，煮取三升，去滓，温服一升，日再夜一服。

【译文】黄芩汤由四味药组方。用一斗水，煮至留取三升，去掉药渣，每次温服一升，白天服两次，夜间服一次。

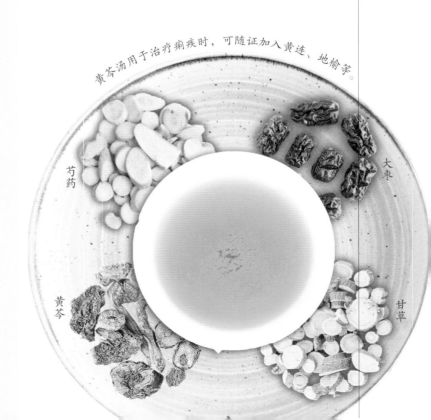

黄芩汤用于治疗痢疾时，可随证加入黄连、地榆等。

芍药

大枣

黄芩

甘草

黄芩加半夏生姜汤

【原文】黄芩三两　芍药二两　甘草二两，炙　大枣十二枚，擘　半夏半升，洗　生姜一两半，一方三两，切

　　上六味，以水一斗，煮取三升，去滓，温服一升，日再夜一服。

【译文】黄芩加半夏生姜汤由六味药组方。用一斗水，煮至留取三升，去掉药渣，每次温服一升，白天服两次，夜间服一次。

【原文】伤寒胸中有热，胃中①有邪气，腹中痛，欲呕吐者，黄连汤主之。

【译文】伤寒病，胃有热邪，肠有寒邪，出现腹痛、想要呕吐的，应当用黄连汤治疗。

黄连汤

【原文】黄连三两　甘草三两，炙　干姜三两　桂枝三两，去皮　人参二两　半夏半升，洗　大枣十二枚，擘

　　上七味，以水一斗，煮取六升，去滓，温服，昼三夜二。疑非仲景方。

【译文】黄连汤由七味药组方。用一斗水，煮至留取六升，去掉药渣，温服，白天服三次，夜间服两次。怀疑这不是张仲景的方子。

【原文】伤寒八九日，风湿相搏，身体疼烦，不能自转侧，不呕，不渴，脉浮虚而涩者，桂枝附子汤主之。若其人大便硬，小便自利者，去桂加白术汤主之。

【译文】伤寒病八九日，风湿之邪相合侵袭人体，身体烦痛，不能自由翻转侧身，不见呕吐、口渴，脉象浮虚而涩的，用桂枝附子汤主治。如果患者大便硬、小便自利的，可用去桂枝加白术汤主治。

---

①正文里的"胸中"是指胃，"胃中"是指肠。

黄芩加半夏生姜汤方解

本方主治郁热气逆伤气血。方中黄芩清胆热；芍药泻胆热、和血脉；半夏温胃散寒、降逆止呕；生姜助半夏降逆之功；甘草、大枣补益胆气，更能调和诸药。

黄连汤方解

本方主治脾寒胃热夹虚。方中黄连苦寒，上清胸中之热；干姜、桂枝辛温，下散胃中之寒，二者合用，辛开苦降，寒热并投，上下并治，以复中焦升降之职；更以半夏和胃降逆；人参、甘草、大枣益胃和中。诸药合而用之，能使寒散热消、中焦得和、阴阳升降复常、痛呕自愈。

桂枝附子汤方解

本方主治阳虚寒湿。方中附子与桂枝相用，温壮阳气，祛除寒湿；生姜调和营卫；甘草与大枣相用，益气助阳，与桂枝、附子、生姜相伍，温阳益气补阳，调和诸药。本方诸药相伍，温阳、助阳、补阳，共奏祛风除湿、温经散寒之功。

去桂加白术汤方解

本方主治阳虚湿郁肌痹症。因为症见大便硬、小便自利，担心耗伤津液，所以在桂枝附子汤的基础上去掉桂枝，而白术既能健脾布津，又能祛周身湿痹，白术、附子同用，尤善治风湿痹痛，故加白术。

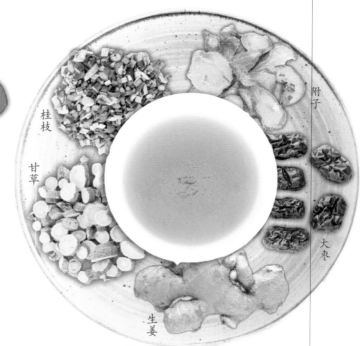

附子应先煎以消减毒性。

桂枝附子汤

【原文】 桂枝四两，去皮　附子三枚，炮，去皮，破　生姜三两，切　大枣十二枚，擘　甘草二两，炙

上五味，以水六升，煮取二升，去滓，分温三服。

【译文】 桂枝附子汤由五味药组方。用六升水，煮至留取二升，去掉药渣，分三次温服。

去桂加白术汤

【原文】 附子三枚，炮，去皮，破　白术四两　生姜三两，切　甘草二两，炙　大枣十二枚，擘

上五味，以水六升，煮取二升，去滓，分温三服。初一服，其人身如痹，半日许复服之，三服都尽，其人如冒状，勿怪，此以附子、术，并走皮内，逐水气未得除，故使之耳。法当加桂四两，此本一方二法，以大便硬，小便自利，去桂也；以大便不硬，小便不利，当加桂。附子三枚恐多也，虚弱家及产妇，宜减服之。

【译文】去桂加白术汤由五味药组方。用六升水，煮至留取二升，去掉药渣，分三次温服。第一次服药后，患者身体会麻木，半天左右再服第二次，等三次药都服完后，患者会出现头晕目眩的感觉，不要感到奇怪。这是因为附子和白术都走皮内，所驱逐的水气还没有完全得以消除，依法应当加桂枝四两。桂枝附子汤与去桂加白术汤本来是一方二法。因为大便硬、小便自利，就去掉桂枝；因为大便不硬、小便不利，就应当加上桂枝。附子用三枚恐怕量有些多，对身体虚弱的人和产妇，应当减少服用量。

【原文】风湿相搏，骨节疼烦，掣痛不得屈伸，近之则痛剧，汗出短气，小便不利，恶风不欲去衣，或身微肿者，甘草附子汤主之。

【译文】风湿相合侵袭人体，致全身关节烦痛，牵引拘急不能屈伸活动，触碰则疼痛加剧，并见汗出、气短、小便不利、恶风、不敢脱减衣服，或者身体轻微水肿的，用甘草附子汤主治。

甘草附子汤

【原文】甘草二两，炙　附子二枚，炮，去皮，破　白术二两　桂枝四两，去皮

上四味，以水六升，煮取三升，去滓，温服一升，日三服。初服得微汗则解，能食，汗止复烦者，将服五合，恐一升多者，宜服六七合为始。

【译文】甘草附子汤由四味药组方。用六升水，煮至留取三升，去掉药渣，每次温服一升，一天服三次。第一次服药后能得以出微汗，病症就会缓解。能进饮食，汗止后又出现烦热的，服五合。担心服用一升有些多的，开始时服六七合比较合适。

甘草附子汤方解

本方主治阳虚寒湿。桂枝祛风解表、通阳化气；附子温经散寒、除湿解痛；白术健脾祛湿；甘草和中缓急。桂枝、白术、附子同用，兼走表里，助阳温经、祛湿利关节。

风湿三方证治比较表

方剂	组方	症状	治法	病位
桂枝附子汤	附子、桂枝、生姜、甘草、大枣	身体烦疼，不能自转侧，不呕不渴，脉浮虚而涩	祛风胜湿	偏重于表
去桂加白术汤	附子、白术、生姜、甘草、大枣	前证加大便硬，小便自利	崇土化湿	偏重于肌肉
甘草附子汤	甘草、附子、白术、桂枝	骨节疼烦，掣痛不得屈伸，近之则痛剧，汗出短小，小便不利	缓祛风湿	偏重于关节

【原文】伤寒脉浮滑，此以表有热，里有寒，白虎汤主之。

【译文】伤寒病，脉象浮滑，这是因为表里内外都有邪热的缘故，用白虎汤主治。

白虎汤

【原文】知母六两　石膏一斤，碎　甘草二两，炙　粳米六合

上四味，以水一斗，煮米熟汤成，去滓，温服一升，日三服。

【译文】白虎汤由四味药组方。用一斗水，煮至粳米熟时药汤即成，去掉药渣，每次温服一升，一天服三次。

【原文】伤寒脉结代，心动悸，炙甘草汤主之。

【译文】伤寒病，脉象结而代，症见心中动悸不安的，应当用炙甘草汤治疗。

炙甘草汤

【原文】甘草四两，炙　生姜三两，切　人参二两　生地黄一斤　桂枝三两，去皮　阿胶二两　麦门冬半升，去心　麻仁半升　大枣三十枚，擘

上九味，以清酒七升，水八升，先煮八味取三升，去滓，内胶烊消尽，温服一升，日三服。一名复脉汤。

【译文】炙甘草汤由九味药组方。用七升米酒、八升水，先煮除阿胶外的其他八味，煮至留取三升，去掉药渣，加入阿胶烊化至全部溶解，每次温服一升，一天服三次。本方又叫"复脉汤"。

【原文】脉按之来缓，时一止复来者，名曰结。又脉来动而中止，更来小数，中有还者反动名曰结，阴也。脉来动而中止，不能自还，因而复动者，名曰代，阴也。得此脉者必难治。

【译文】脉来缓慢，时而出现歇止，又能恢复搏动的，名叫"结脉"。它的脉象特征是脉搏在搏动的过程中出现歇止，再来的时候略数，发生加速代偿后再恢复正常搏动，所以叫作"结脉"，属于阴脉。脉搏在搏动的过程中出现歇止，不能自行出现代偿，就又重新搏动的，名叫"代脉"，属于阴脉，出现这种脉象的，大多难治。

白虎汤方解

本方主治气分热盛。 方中石膏辛甘大寒，入肺、胃二经，功善清解、透热出表；知母苦寒质润，滋阴润燥，可助石膏清肺胃热；粳米、炙甘草益胃生津。

炙甘草汤方解

本方主治心阴阳两虚。 方中重用生地黄滋阴养血，配伍炙甘草、人参、大枣益心气、补脾气；阿胶、麦冬、麻仁滋心阴、养心血、充血脉，佐以桂枝、生姜辛行温通，温心阳、通血脉。诸厚味滋腻之品得生姜、桂枝则滋而不腻。

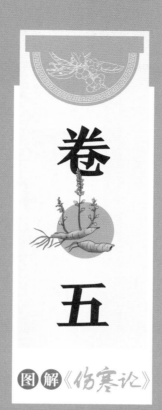

卷

五

图解《伤寒论》

辨阳明病脉证并治第八

【原文】问曰：病有太阳阳明，有正阳阳明，有少阳阳明，何谓也？答曰：太阳阳明者，脾约①是也；正阳阳明者，胃家实是也；少阳阳明者，发汗利小便已，胃中燥烦实，大便难是也。阳明之为病，胃家实是也。

【译文】问：病有太阳证兼阳明证，有正阳阳明证，有少阳证兼阳明证，各指的是什么呢？答：太阳证兼阳明证，就是脾约证；正阳阳明证就是单纯的阳明证，即胃肠燥实证；少阳证兼阳明证，是发汗或利小便以后，胃肠干燥，里热结实导致的大便困难。阳明病的主证，就是胃肠燥实。

【原文】问曰：何缘得阳明病？答曰：太阳病，若发汗，若下，若利小便，此亡津液，胃中干燥，因转属阳明。不更衣②，内实，大便难者，此名阳明也。

问曰：阳明病外证云何？答曰：身热，汗自出，不恶寒，反恶热也。

【译文】问：是什么缘故而得阳明病呢？答：治太阳病，如果发汗太过，或者误用攻下、利小便的方法，导致津液损伤、胃肠干燥，于是邪气就传入阳明。出现不大便、里热结实、大便困难的，这就叫作"阳明病"。

问：阳明病的外在症候是指什么？答：是身体发热、汗自出、不恶寒反而怕热。

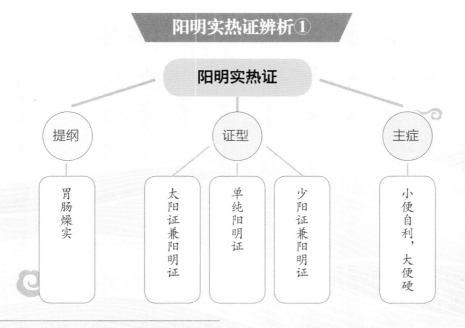

阳明实热证辨析①

阳明实热证

提纲 — 胃肠燥实

证型 — 太阳证兼阳明证 / 单纯阳明证 / 少阳证兼阳明证

主症 — 小便自利，大便硬

①脾约：因胃热乏津，脾的输布功能被胃热制约，以致肠燥便秘的，叫作"脾约证"。
②不更衣：不大便的意思。古人如厕，用"更衣"作为托言。

阳明实热证辨析②

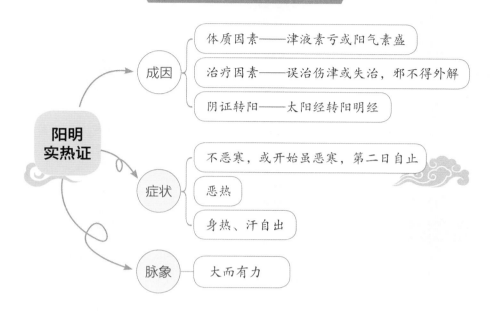

阳明实热证

成因
- 体质因素——津液素亏或阳气素盛
- 治疗因素——误治伤津或失治，邪不得外解
- 阴证转阳——太阳经转阳明经

症状
- 不恶寒，或开始虽恶寒，第二日自止
- 恶热
- 身热、汗自出

脉象
- 大而有力

【原文】问曰：病有得之一日，不发热而恶寒者，何也？答曰：虽得之一日，恶寒将自罢，即自汗出而恶热也。

问曰：恶寒何故自罢？答曰：阳明居中，主土也，万物所归，无所复传，始虽恶寒，二日自止，此为阳明病也。

本太阳初得病时，发其汗，汗先出不彻，因转属阳明也。伤寒发热无汗，呕不能食，而反汗出濈濈然者，是转属阳明也。

伤寒三日，阳明脉大①。

【译文】问：阳明病在病情初起时，不出现发热，反而出现恶寒，这是什么原因呢？答：虽然开始见恶寒，但这种恶寒也将会自行停止，随即就会出现自汗出和恶热。

问：恶寒症状为什么能够自己解除？

答：阳明以燥气为本，其他经的病邪传到阳明会从燥化热，因燥成实，不会再传，这就像是五行之土，是万物的归宿。因此，开始虽有恶寒，第二天自会停止，这就是阳明病。

本来是太阳病，病初起时，用发汗法发汗，汗出没有透彻，因而表邪内传，转属阳明。患伤寒病，发热无汗，又呕而不能食，假如反而汗出连绵不断的，这是邪已转属阳明成为阳明证。

伤寒病第三天，病在阳明则脉象洪大。

①阳明病的主脉为大脉。阳明热证之脉多为洪大滑数，阳明实证之脉多为沉实而大。以上为阳明热实证的主要脉证，见有以上脉证者，即可辨为阳明病之热实证。

【原文】伤寒脉浮而缓，手足自温者，是为系在太阴。太阴者，身当发黄，若小便自利者，不能发黄。至七八日大便硬者，为阳明病也。

伤寒转系阳明者，其人濈然微汗出也。

【译文】伤寒病，脉浮而和缓，又见手足温热的，这是邪气已转到太阴。邪气在太阴的，就会出现周身发黄，如果小便自行通利，就不会发黄了。到第七、第八天时，如果出现大便硬结的，就已转为阳明病。

伤寒病又转移到阳明的，患者就会连续不断地微微出汗。

【原文】阳明中风，口苦咽干，腹满微喘，发热恶寒，脉浮而紧，若下之，则腹满小便难也。

【译文】阳明中风证，可以见到口苦、咽喉干燥、腹部胀满、微微气喘、发热恶寒、脉浮而紧等症状，如果误用攻下法，就会造成腹部更加胀满和排尿困难。

【原文】阳明病，若能食，名中风；不能食，名中寒。

阳明病，若中寒者，不能食，小便不利，手足濈然汗出，此欲作固瘕①，必大便初硬后溏。所以然者，以胃中冷，水谷不别故也。

阳明病，初欲食，小便反不利，大便自调，其人骨节疼，翕翕如有热状，奄然发狂，濈然汗出而解者，此水不胜谷气，与汗共并，脉紧则愈。

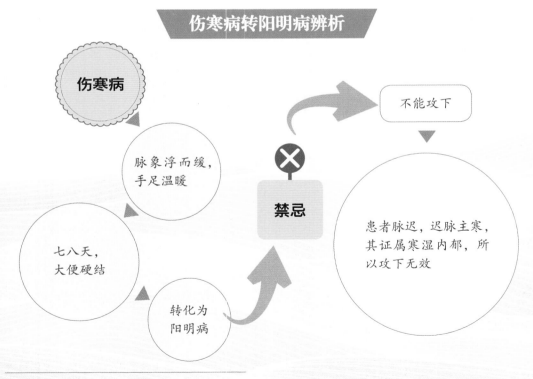

伤寒病转阳明病辨析

伤寒病

脉象浮而缓，手足温暖

七八天，大便硬结

转化为阳明病

禁忌

不能攻下

患者脉迟，迟脉主寒，其证属寒湿内郁，所以攻下无效

①固瘕：寒气结积的症候名称。

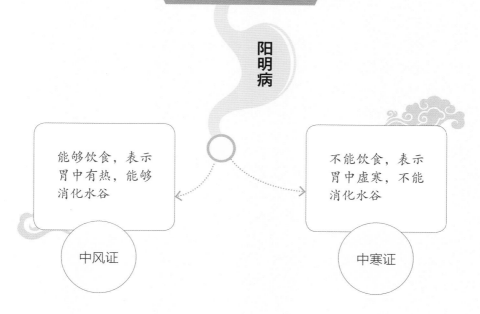

邪人阳明分类

阳明病

能够饮食，表示胃中有热，能够消化水谷

中风证

不能饮食，表示胃中虚寒，不能消化水谷

中寒证

【译文】阳明病，如果能够进食，叫作"中风证"；不能进食，叫作"中寒证"。

阳明病，如果是属于中寒证的，就会出现不能进食、小便不利、手足连续汗出等症状，这也是将要形成固瘕证的表现。固瘕证大便多是初段干硬，后段稀溏。之所以会出现这种情况，是因为胃肠虚寒，水谷相混，清浊不分。

阳明病，起初尚有食欲，小便反而不利，大便正常，患者骨节疼痛，有翕翕然发热的感觉，如果忽然狂躁不安，并伴见周身连续汗出，病症随之解除，这是水湿邪气不胜人体的水谷精气，就随汗排出体外，见紧脉，所以知道是病症快痊愈了。

【原文】*阳明病欲解时，从申至戌上①。*

阳明病，不能食，攻其热必哕，所以然者，胃中虚冷故也。以其人本虚，攻其热必哕。

【译文】阳明病将要痊愈的时间，是从下午三时至下午九时之间。

阳明病，不能进食，如果用攻泻里热的方法治疗，多会出现呃逆，之所以会这样，是胃中虚寒的缘故。因为患者胃气本来就虚寒，因此用攻泻里热的方法治疗，就容易导致呃逆。

①因此时段阳明经经气旺盛，所以阳明病多在此时段内解。不过，阳明病的病势加重，也多在此时段。

【原文】阳明病，脉迟，食难用饱，饱则微烦头眩，必小便难，此欲作谷瘅①。虽下之，腹满如故，所以然者，脉迟故也。②

阳明病，法多汗，反无汗，其身如虫行皮中状者，此以久虚故也。

阳明病，反无汗，而小便利，二三日呕而咳，手足厥者，必苦头痛。若不咳不呕，手足不厥者，头不痛。

【译文】阳明病，脉见迟象，进食不能过饱，过饱就会出现略有心烦、头晕目眩，小便必然困难等症状，这些症状表示将要形成谷瘅。即使用攻下法，腹部胀满依然如旧。之所以这样，是脉迟的缘故。

阳明病，按理应当多汗，却没有汗，患者身上像有小虫在皮肤里爬一样，这是身体久虚的缘故。

阳明病，应该出汗，反而没有汗，但见小便通利，到第二、第三天时，如果出现呕吐、咳嗽、手足厥冷的，多会头痛。如果不咳不呕、手足也不见厥冷的，就不会头痛。

【原文】阳明病，但头眩，不恶寒，故能食而咳，其人咽必痛。若不咳者，咽不痛。

【译文】阳明病，只头晕目眩，却不恶寒，所以会出现能进食并见咳嗽的症状，患者多会出现咽喉疼痛。如果不咳的，咽喉也就不痛。

阳明中寒证与阳明中风证

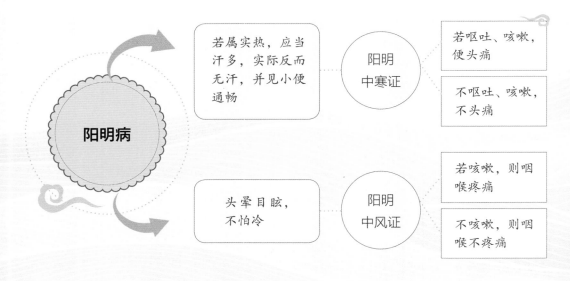

阳明病

若属实热，应当汗多，实际反而无汗，并见小便通畅 → 阳明中寒证

　若呕吐、咳嗽，便头痛

　不呕吐、咳嗽，不头痛

头晕目眩，不怕冷 → 阳明中风证

　若咳嗽，则咽喉疼痛

　不咳嗽，则咽喉不疼痛

①谷瘅：又名"谷疸"，是黄疸病的一种。
②此段中强调"脉迟"，是因脉迟主寒，而本段内容所论述的是对阳明虚寒，欲作谷疸的判断，脉象与病机相合，体现了脉证合参的重要性。

阳明病辨证

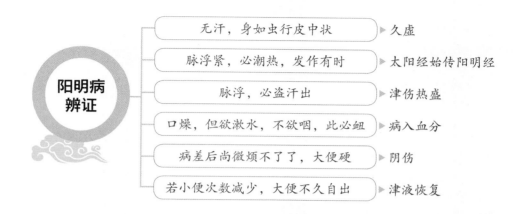

阳明病辨证

- 无汗，身如虫行皮中状 ▶ 久虚
- 脉浮紧，必潮热，发作有时 ▶ 太阳经始传阳明经
- 脉浮，必盗汗出 ▶ 津伤热盛
- 口燥，但欲漱水，不欲咽，此必衄 ▶ 病入血分
- 病差后尚微烦不了了，大便硬 ▶ 阴伤
- 若小便次数减少，大便不久自出 ▶ 津液恢复

【原文】阳明病，无汗，小便不利，心中懊侬者，身必发黄。

阳明病，被火，额上微汗出，而小便不利者，必发黄。

阳明病，脉浮而紧者，必潮热，发作有时，但浮者，必盗汗出。

【译文】阳明病，没有汗，又见小便不利、心中烦闷的，多会见到全身发黄。

阳明病，如果误用火法，从而出现额头微微汗出，并见小便不利的，肌肤会发黄。

阳明病，脉见浮紧的，必然在一定的时间出现潮热，脉只见浮象的，多会出现盗汗。

【原文】阳明病，口燥，但欲漱水，不欲咽者，此必衄。

【译文】阳明病，口中干燥，但是只想用水漱口而并不愿意咽下的，则多会出现鼻出血。

【原文】阳明病，本自汗出，医更重发汗，病已差，尚微烦不了了者，此必大便硬故也。以亡津液，胃中干燥，故令大便硬。当问其小便日几行，若本小便日三四行，今日再行，故知大便不久出。今为小便数少，以津液当还入胃中，故知不久必大便也。

【译文】阳明病，原本就见自汗出，医生又峻猛发汗，病症已痊愈，只是还有轻微的烦热没有解除的，这多是因为大便干硬。因为津液被伤，胃肠干燥，所以大便干硬。应当询问患者每天小便几次，如果原来在一天内小便有三四次，现今一天只有两次，因此就可以预知，大便不久就可以解出来。现今小便次数减少，提示津液可以回还胃肠，所以能预知不久大便就通畅了。

🌿 **评析**

　　不可用攻下法的几种情况。即伤寒呕多者、阳明病胃脘硬满者、阳明病面含色赤者。如果误用攻下法，会产生严重的后果。

【原文】伤寒呕多，虽有阳明证，不可攻之。

【译文】伤寒病，出现严重的呕吐，虽有阳明里实证，也不可以使用攻下法。

【原文】阳明病，心下硬满者，不可攻之。攻之利遂不止者死，利止者愈。

　　阳明病，面合色赤，不可攻之，必发热。色黄者，小便不利也。

【译文】阳明病，胃脘自觉硬满的，不可以用攻下法治疗。攻下后，腹泻始终不止的，是死证，腹泻尚能停止的，可以痊愈。

　　阳明病，满脸通红，不可以用攻下法治疗，若误用攻下多会导致发热。如果又出现周身发黄的，小便也会不利。

【原文】阳明病，不吐不下，心烦者，可与调胃承气汤。

【译文】阳明病，没有使用涌吐法和攻下法治疗，而见心烦的，可用调胃承气汤。

🌿 **评析**

　　阳明病未经吐下而心烦不安，这是胃肠燥热壅结所致。胃脉通于心，胃热炽盛，循经上扰，故心烦。本证除心烦外，必有腹满、便秘、舌苔黄燥等症状表现，所以用调胃承气汤泻其燥实。

调胃承气汤

【原文】甘草二两，炙　芒硝半升　大黄四两，清酒洗

　　上三味，切，以水三升，煮二物至一升，去滓，内芒硝，更上微火一二沸，温顿服之，以调胃气。

【译文】调胃承气汤由三味药组方。三味药切碎，用三升水，煮二味至留取一升，去掉药渣，加入芒硝，再放小火上煮一二沸，趁温一次服下，用来调和胃气。

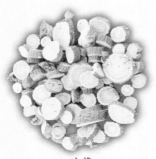

甘草

芒硝

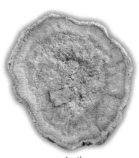

大黄

【原文】阳明病，脉迟，虽汗出不恶寒者，其身必重，短气腹满而喘，有潮热者，此外欲解，可攻里也。手足濈然汗出者，此大便已硬也，大承气汤主之；若汗多，微发热恶寒者，外未解也，其热不潮，未可与承气汤；若腹大满不通者，可与小承气汤，微和胃气，勿令至大泄下。

【译文】阳明病，脉见迟象，症见汗出、不怕冷、身体沉重、短气、腹中胀满、气喘，假如出现潮热的，这提示表证已经解除，可以攻里了。如果出现手足汗出连绵不断的，这是大便已经硬结的表现，应当用大承气汤治疗；如果出汗多，轻度发热并伴有恶寒的，这是表证还没有解除，这种热不同于潮热，不能服用承气汤；如果腹中十分胀满、气滞不通的，可以服用小承气汤，轻微调和一下胃气，不可用峻泻药攻下。

大承气汤

【原文】大黄四两，酒洗　厚朴半斤，炙，去皮　枳实五枚，炙　芒硝三合

上四味，以水一斗，先煮二物，取五升，去滓，内大黄，更煮取二升，去滓，内芒硝，更上微火一两沸，分温再服，得下余勿服。

【译文】大承气汤由四味药组方。用一斗水，先煮厚朴和枳实两味药物，煮至留取五升，去掉药渣，加入大黄，再煮至留取二升，去掉药渣，加入芒硝，再放到小火上煮一二沸，分两次温服，出现泻下后，余下的药就不要再服了。

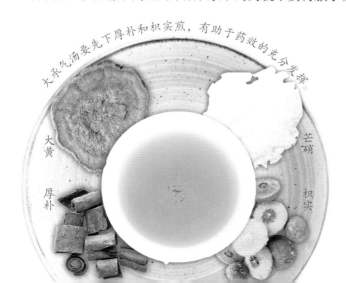

大承气汤要先下厚朴和枳实煎，有助于药效的充分发挥。

大黄　厚朴　芒硝　枳实

大承气汤方解

本方是辨治阳明热结重证的重要代表方。 方中厚朴苦温，可行气消满；枳实苦寒，可下气消痞，两者合用可通达肠胃之气。大黄苦寒，可泻下热结；芒硝咸寒，可软坚润燥。大黄、芒硝后入，可在前两药的推动下，起到荡涤肠胃、推陈致新的目的。

服用本方后，若大便已下，还需检查腹部的情况，尤其是肚脐周围。若大便泻下量不多，且肚脐周围仍硬满疼痛，此为燥结未尽，可继续服药；若大便泻下较多，腹部不痛不硬，此为燥结已尽，当停止服药。

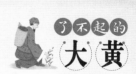

了不起的 **大黄**

大黄味苦，性寒，归脾经、胃经、大肠经、肝经、心包经，具有泻热通肠、凉血解毒、逐瘀通经的功效，主要用于实热便秘、积滞腹痛、泻痢不爽、跌打损伤、上消化道出血等症。孕妇慎用。

小承气汤方解

本方是辨治阳明热结轻证的代表方。本方是大承气汤去芒硝，又减厚朴量而成。既去攻坚除热的芒硝，又减量消胀行气的厚朴，虽亦属治里实的下剂，但较大承气汤则显有不及，故谓之小承气汤。

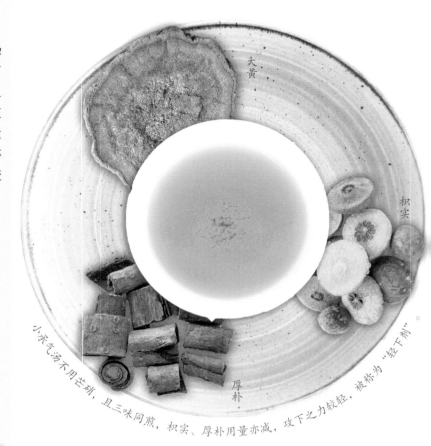

大黄

枳实

厚朴

小承气汤不用芒硝，且三味同煎，枳实、厚朴用量亦减，攻下之力较轻，被称为"轻下剂"。

了不起的
枳实

枳实性微寒，味苦、辛、酸，归脾经、胃经、大肠经，具有破气消积、化痰散痞的功效，主要用于积滞内停、痞满胀痛、泻痢后重、大便不通、痰滞气阻、胸痹、结胸、脏器下垂等症。

小承气汤

【原文】大黄四两　厚朴二两，炙，去皮　枳实三枚，大者，炙
上三味，以水四升，煮取一升二合，去滓，分温二服。初服汤当更衣，不尔者尽饮之，若更衣者，勿服之。

【译文】小承气汤由三味药组方。用四升水，煮至留取一升二合，去掉药渣，分两次温服。第一次服汤药以后，应当出现大便，如果没有大便的，就把药服完，如果大便已解的，就不要再服药了。

【原文】阳明病，潮热，大便微硬者，可与大承气汤，不硬者不可与之。若不大便六七日，恐有燥屎，欲知之法，少与小承气汤，汤入腹中，转矢气①者，此有燥屎也，乃可攻之。若不转失气者，此但初头硬，后必溏，不可攻之，攻之必胀满不能食也。欲饮水者，与水则哕。其后发热者，必大便复硬而少也，以小承气汤和之。不转矢气者，慎不可攻也。

【译文】阳明病，患者出现潮热、大便微硬的，可以考虑用大承气汤；如果大便不干硬的，就不要用了。如果患者六七天不大便，怀疑已有燥屎内结，要想知道是否确实有燥屎，可以给患者服用少量的小承气汤，汤药服下以后，如果腹中转气下趋的，这就提示已有燥屎内结，才可以放心攻下。如果没有矢气转动的，这只是大便初头干硬，后段多会稀溏，就不可以攻下了。如用攻下的方法，多会导致腹中胀满，不能进食。想要喝水的患者，给他喝水后还会发生呃逆。假使患者后来又重见发热，这大多可能是大便又转干硬，但程度不可能太重，用小承气汤调和一下也就行了。没有矢气转动的，千万不可以攻下。

🍵 **评析**

阳明病的三个承气汤证，是胃中邪热亢盛到大肠燥屎内结的一个系统过程。邪热在胃，汗出，若不及时清除热邪，便会使邪热进一步加重，并传至大肠，此时，宜尽快用调胃承气汤清泻胃热；燥热在大肠，潮热、谵语，甚则喘冒直视，说明燥屎已成，可用大承气汤攻下；而虽然出现了潮热、谵语、腹满，但尚不能确定燥屎确已形成，则可用小承气汤进行试探性治疗。

评析

　　本条内容有三个方面。一是大承气汤的宜忌及误服的变证。二是当里实程度尚未确诊时，可用服药探察法，比如患者不大便已五六天，要想知道肠中燥结的情况，可用少量小承气汤的试探方法。三是下后又作发热，当是大便复硬而少，可用小承气汤和之，慎不可用大承气汤峻攻。

①转矢气：俗称"放屁"。

【原文】夫实则谵语，虚则郑声。郑声者，重语也。直视谵语，喘满者死，下利者亦死。

发汗多，若重发汗者，亡其阳，谵语。脉短者死，脉自和者不死。

【译文】凡是出现谵语的，多属于实证，出现郑声的，多属于虚证。所谓的郑声，就是言语重复的意思。如果两眼呆滞直视而谵语，伴见喘息胸闷的，是死证；伴见腹泻的，也是死证。

发汗太多，如果还一直发汗，就会引起亡阳谵语的变证。若脉短的，是死证；若脉不短而平和的，就不是死证了。

【原文】伤寒若吐若下后不解，不大便五六日，上至十余日，日晡所发潮热，不恶寒，独语如见鬼状。若剧者，发则不识人，循衣摸床，惕而不安，微喘直视，脉弦者生，涩者死。微者，但发热谵语者，大承气汤主之。若一服利，则止后服。

【译文】伤寒病，误用涌吐法、攻下法后病症没有解除，症见五六天甚至十多天都不解大便，午后发潮热，不恶寒，自言自语像遇见鬼神一样。病情严重的，发病时就会出现神志昏迷，不认识人，顺着衣角或床边乱摸，惊惕不安，微微喘息，两眼直视等症。脉见弦象的，还有治愈的希望；脉见涩象的，就属于死证了。症状较轻的，只见发热和谵语，可以用大承气汤来治疗。如果服一次药以后大便已经通利，就停止服后面的药。

死证的症候

语言重复，声低息微，两眼直视而谵语，并见下利

发汗太过，或重复发汗，阳气大伤，出现谵语，脉象短

语言重复，声低息微，两眼直视而谵语，并见喘息胸闷

伤寒病，误用涌吐法或攻下法之后，病仍然不解除，神志昏蒙，目不识人，乱摸衣被床帐，惊惕不安，微微喘息，两眼直视

死证

小承气汤主治

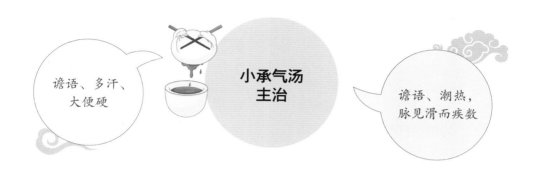

谵语、多汗、大便硬

小承气汤主治

谵语、潮热，脉见滑而疾数

【原文】阳明病，其人多汗，以津液外出，胃中燥，大便必硬，硬则谵语，小承气汤主之；若一服谵语止者，更莫复服。

阳明病，谵语发潮热，脉滑而疾者，小承气汤主之。因与承气汤一升，腹中转气者，更服一升，若不转气者，勿更与之。

明日又不大便，脉反微涩者，里虚也，为难治，不可更与承气汤也。

【译文】阳明病，患者出汗太多，津液随着汗液外泄，导致胃肠干燥，大便多会硬结，大便硬结就会出现谵语，应当用小承气汤治疗。如果服一次药以后谵语能停止的，就不要再服了。

阳明病，患者谵语、发潮热，脉见滑而疾数的，应当用小承气汤治疗。因此，应给患者服用一升小承气汤。如果服药以

后腹中有矢气转动的，可以再服一升；如果腹中没有矢气转动的，就不要再给小承气汤了。

如果大便通后，明日又出现不解大便的情况，脉象反而见微涩之象，这是里虚的表现，是难治的症候，就不要再让其服用承气汤[1]一类的方剂了。

【原文】阳明病，谵语有潮热，反不能食者，胃中必有燥屎五六枚也；若能食者，但硬耳，宜大承气汤下之。

【译文】阳明病，见谵语并出现潮热，反而不能进食的，是因为胃肠中有五六枚燥屎阻结；如果能进食的，只是大便有些硬，说明燥结尚不太甚；如果燥屎已成的，适合用大承气汤攻下。

[1]承气汤类方剂适用于里实证，而不是里虚证，且此处并未明言是小承气汤，故应当译为承气汤类方剂更合适。

【原文】阳明病，下血谵语者，此为热入血室，但头汗出者，刺期门，随其实而泻之，濈然汗出则愈。

汗出谵语者，以有燥屎在胃中，此为风也。须下者，过经乃可下之。下之若早，语言必乱，以表虚里实故也。下之愈，宜大承气汤。

【译文】阳明病，便血而谵语的，这是热入血室证，只是头部汗出的，用针刺期门，以泻邪气，如果通身汗出，病就会痊愈。

见汗出和谵语的，这是因为有燥屎在胃肠，并有风邪在表的缘故。里实证应当使用攻下法，但要等表证解除才可以，如果攻下太早，多会导致语言错乱，这是因为表虚证和里实证同时并见。单纯的里实证，用攻下法病症就会痊愈，适合用大承气汤。

【原文】伤寒四五日，脉沉而喘满，沉为在里，而反发其汗，津液越出，大便为难，表虚里实，久则谵语。

【译文】伤寒病第四、第五天时，出现沉脉、喘息和胸闷，脉沉主里，医生反而误用了发汗法，使津液外泄，于是造成了大便困难的症状。这时表气已虚，里邪尚实，时间一长就会发生谵语。

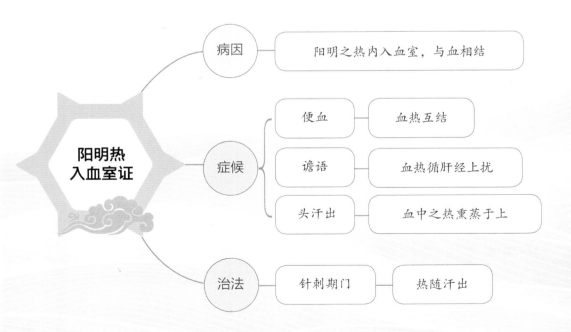

阳明热入血室证辨析

阳明热入血室证

病因 —— 阳明之热内入血室，与血相结

症候
- 便血 —— 血热互结
- 谵语 —— 血热循肝经上扰
- 头汗出 —— 血中之热熏蒸于上

治法 —— 针刺期门 —— 热随汗出

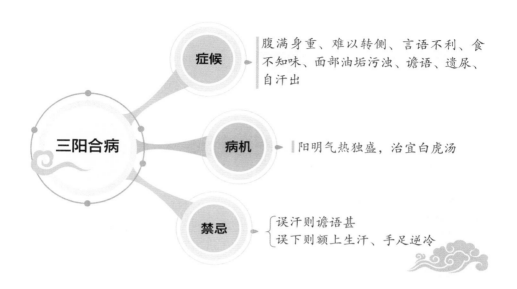

三阳合病辨析

症候 ▶ 腹满身重、难以转侧、言语不利、食不知味、面部油垢污浊、谵语、遗尿、自汗出

三阳合病

病机 ▶ 阳明气热独盛，治宜白虎汤

禁忌 ▶ 误汗则谵语甚
误下则额上生汗、手足逆冷

【原文】三阳合病，腹满身重，难以转侧，口不仁，面垢，谵语遗尿。发汗则谵语，下之则额上生汗，手足逆冷。若自汗出者，白虎汤主之。

【译文】太阳、阳明、少阳三经合病，症见腹中胀满、身体沉重、翻身转侧困难、言语不利、食不知味、面部油垢污浊、谵语、遗尿等，如果发汗，谵语就会加重；如果攻下，就会导致额头出冷汗、手脚发凉；如果伴见自汗出，用白虎汤主治。

白虎汤

【原文】知母六两　石膏一斤，碎　甘草二两，炙　粳米六合

上四味，以水一斗，煮米熟汤成，去滓，温服一升，日三服。

【译文】白虎汤由四味药组方。用一斗水，煮至粳米熟透后药汤即成，去掉药渣，每次温服一升，一天服三次。

【原文】二阳并病，太阳证罢，但发潮热，手足漐漐汗出，大便难而谵语者，下之则愈，宜大承气汤。

【译文】太阳经和阳明经并病，太阳病已经解除，但还有发潮热、手足不断出小汗、大便困难和谵语等症的，用攻下法治疗就可以痊愈，适合用大承气汤。

【原文】阳明病，脉浮而紧，咽燥口苦，腹满而喘，发热汗出，不恶寒反恶热，身重。若发汗则躁，心愦愦反谵语。若加温针，必怵惕烦躁不得眠。若下之，则胃中空虚，客气动膈，心中懊恼，舌上胎者，栀子豉汤主之。

【译文】阳明病，脉见浮紧，并有咽喉干燥、口苦，腹中胀满而喘息，以及发热汗出、不恶寒反而怕热、身体沉重等症。如果误用发汗法治疗，就会心中烦乱不安，以致谵语。如果加用温针治疗，会导致惊惧恐慌、烦躁不安而不能安眠。如果用攻下法治疗，会使胃中空虚，邪气乘虚扰乱胸膈，引起心中懊恼。若舌上有苔，用栀子豉汤主治。

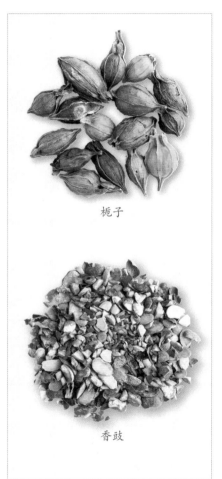

栀子

香豉

栀子豉汤

【原文】肥栀子十四枚，擘　香豉四合，绵裹

上二味，以水四升，煮栀子取二升半，去滓，内豉，更煮取一升半，去滓。分二服，温进一服，得快吐者，止后服。

【译文】栀子豉汤由二味药组方。用四升水，煮栀子至留取二升半，去掉药渣，加入香豉，再煮至留取一升半，去掉药渣，分两次服，温服一剂后，出现畅快呕吐的，就停药。

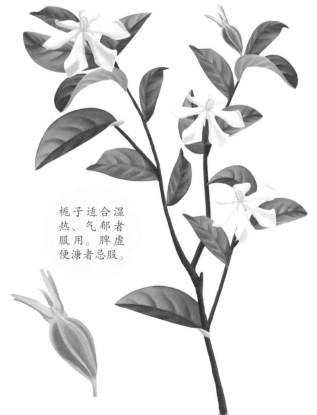

栀子适合湿热、气郁者服用。脾虚便溏者忌服。

【原文】 若渴欲饮水，口干舌燥者，白虎加人参汤主之。

【译文】 误用攻下法后，如果患者出现口渴想喝水、口干舌燥等症的，应当用白虎加人参汤治疗。

白虎加人参汤

【原文】 知母六两　　石膏一斤，碎　　甘草二两，炙　粳米六合　　人参三两

　　上五味，以水一斗，煮米熟汤成，去滓，温服一升，日三服。

【译文】 白虎加人参汤由五味药组方。用一斗水，煮至粳米熟时药汤即成，去掉药渣，每次温服一升，一天服三次。

白虎加人参汤与白虎汤相比。 白虎加人参汤证与白虎汤证都是阳明燥热证，病机均为燥热之邪炽盛，症候皆有发热汗出、口渴脉洪大等，治法同用辛寒清热，此为两者之同。二者之异的关键是津损和气伤的程度有别，白虎加人参汤证，病机是热炽与气津耗伤并重，治宜清热与益气生津并举。白虎汤证则不然，病机重心只是热炽，气津耗伤不明显。因此治法也只需要辛寒清热，不必益气生津。

白虎加人参汤证评析。 此处文义承接上文而来，前证心中懊憹、舌上有苔，是热扰胸膈，所以用栀子豉汤清胸膈郁热。本证渴欲饮水、口干舌燥，反映出邪热炽盛、津液损伤严重，所以用白虎加人参汤清热生津。

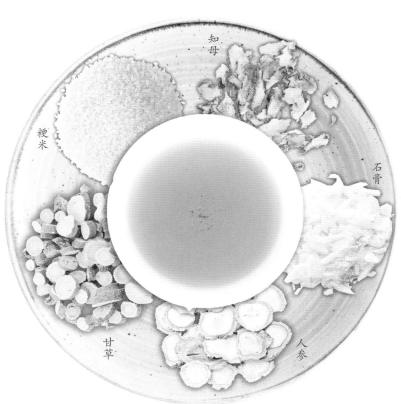

知母

粳米

石膏

甘草

人参

胃热消渴者可用此方。

【原文】 若脉浮发热，渴欲饮水，小便不利者，猪苓汤主之。

【译文】 误用攻下法后，如果患者出现脉浮、发热、口渴想喝水、小便不利等症的，应当用猪苓汤治疗。

猪苓汤

【原文】 猪苓去皮　茯苓　泽泻　阿胶　滑石碎，各一两

上五味，以水四升，先煮四味，取二升，去滓，内阿胶烊消，温服七合，日三服。

【译文】 猪苓汤由五味药组方。用四升水，先煮四味，煮至留取二升，去掉药渣，加入阿胶烊化溶解，每次温服七合，一天服三次。

【原文】 阳明病，汗出多而渴者，不可与猪苓汤，以汗多胃中燥，猪苓汤复利其小便故也。

【译文】 阳明病，出汗多，又见口渴的，不可服用猪苓汤。因为出汗多会造成胃肠干燥，如果再用猪苓汤去利小便，就会导致胃肠更加干燥。

猪苓汤方解

本方主治水热互结。 猪苓淡渗利水；泽泻性寒兼可泻热；茯苓可健脾以助运湿；滑石甘寒，可以利水、清热；阿胶滋阴润燥，既益已伤之阴，又防诸药渗利重伤阴血。

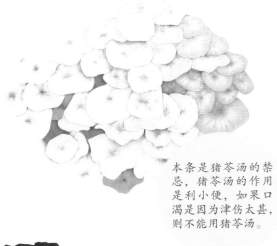

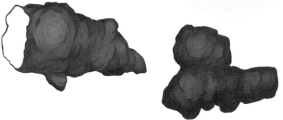

本条是猪苓汤的禁忌，猪苓汤的作用是利小便，如果口渴是因为津伤太甚，则不能用猪苓汤。

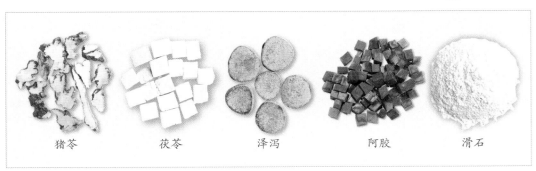

| 猪苓 | 茯苓 | 泽泻 | 阿胶 | 滑石 |

【原文】 脉浮而迟，表热里寒，下利清谷者，四逆汤主之。

【译文】 阳明病，脉见浮而迟，症见表有热，里有寒，大便如清水并挟有未消化食物的，用四逆汤主治。

四逆汤

【原文】 甘草二两，炙　干姜一两半　附子一枚，生用，去皮，破八片

上三味，以水三升，煮取一升二合，去滓，分温二服。强人可大附子一枚、干姜三两。

【译文】 四逆汤由三味药组方。用三升水，煮至留取一升二合，去掉药渣，分两次温服。强壮的人可以用一枚大个的附子、三两干姜。

【原文】 若胃中虚冷，不能食者，饮水则哕。

脉浮发热，口干鼻燥，能食者则衄。

阳明病，下之，其外有热，手足温，不结胸，心中懊恼，饥不能食，但头汗出者，栀子豉汤主之。

【译文】 如果患者胃肠虚寒，不能进食，饮水后就会出现呃逆。

脉见浮象、发热、口干鼻燥、食欲旺盛的，就可能会发生衄血。

阳明病，攻下以后，身热未除，手足温热，未见结胸的症状，又有心中烦躁，虽有饥饿感，但又不能进食，只见头部出汗的，用栀子豉汤主治。

评析

表热里寒的证治。 阴寒内盛，阳气衰微，不能运化水谷，则泄泻完谷不化。因此，见到下利清谷，就可知道是阳虚里寒。虽然兼有表热症状，也应当先温其里，这是表里证同具，里虚者应当先治其里的治疗原则。此处不仅下利清谷，而且脉迟，里虚寒证比较典型，所以虽有脉浮与发热的表证，却用四逆汤先救其在里之虚寒，与前文"伤寒医下之，续得下利清谷不止，身疼痛者，急当救里"的精神是一致的。

对阳明热郁胸膈栀子豉汤证证治的补充。 "其外有热"指体表仍有发热，"手足温"表明热势尚不太甚，"不结胸"指没有胃脘痞硬疼痛等症，也就排除了结胸证。至于"饥不能食"，热扰胸膈，故错杂似饥，胃脘气机滞塞，故不能食。这又补充了以上诸条所述栀子豉汤证的不足。临床表现虽然不尽相同，但热郁胸膈的病机是一样的，所以也宜用栀子豉汤主治。

评析

　　少阳经的病邪传于阳明经，阳明里实证尚未严重，而少阳病又未全罢，此时仍当先治少阳病。 阳明病，发潮热，说明是里实证，然而大便不硬反溏，小便尚且正常，这就表明燥实的程度尚不太甚。先前的胸胁满症状依然存在，可见少阳病尚未全解，因此，应当先治少阳。小柴胡汤是治少阳病的主方，可是此处只说"与"而不说"主之"，可能是因为兼有阳明，尚有和解兼攻的大柴胡汤可供选择。

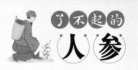

　　人参，味甘、微苦，性温、归脾经、肺经，具有大补元气、固脱生津、安神的功效，主治劳伤虚损、食少、倦怠、反胃吐食、大便滑泻、虚咳喘促、自汗暴脱、惊悸、健忘、眩晕、头痛、阳痿、久虚不复等症。

【原文】 阳明病，发潮热，大便溏，小便自可，胸胁满不去者，与小柴胡汤。

【译文】 阳明病，症见发潮热、大便稀溏、小便尚且正常、胸胁满闷不缓解的，给小柴胡汤。

小柴胡汤

【原文】 柴胡半斤　黄芩三两　人参三两　半夏半升，洗　甘草三两，炙　生姜三两，切　大枣十二枚，擘

　　上七味，以水一斗二升，煮取六升，去滓，再煎取三升。温服一升，日三服。

【译文】 小柴胡汤由七味药组方。用一斗二升水，煮至留取六升，去掉药渣，再煎煮浓缩至三升，每次温服一升，一天服三次。

【原文】 阳明病，胁下硬满，不大便而呕，舌上白胎者，可与小柴胡汤。上焦得通，津液得下，胃气因和，身濈然汗出而解。

【译文】 阳明病，见胁下硬满、不解大便反见呕吐、舌上有白苔的，可以用小柴胡汤。服药以后，上焦气机得以通达，津液得以下布，胃气因而得以调和，周身便畅然汗出，病随之而解。

【原文】 阳明中风，脉弦浮大而短气，腹都满，胁下及心痛，久按之气不通，鼻干不得汗，嗜卧，一身及目悉黄，小便难，有潮热，时时哕，耳前后肿，刺之小差，外不解，病过十日，脉续浮者，与小柴胡汤。

【译文】 阳明中风证，脉弦浮而大，呼吸短促，全腹都胀满，胁下和胃脘疼痛，即使久久按压满痛的部位气机仍然不能畅通，鼻腔干燥，身上不出汗，喜好躺卧，全身和两眼都发黄，小便困难，身发潮热，呃逆不断，耳朵前后肿胀。用针刺治疗以后，症状稍有缓解，但外证尚未解除，病程迁延至十天，如果脉仍然见浮象的，服用小柴胡汤。

【原文】脉但浮，无余证者，与麻黄汤。若不尿，腹满加哕者，不治。

【译文】只见脉浮，而没有其他里证的，用麻黄汤。如果出现无尿、腹中胀满等症状，又出现呃逆，是不治之症。

麻黄汤

【原文】麻黄三两，去节　桂枝二两，去皮　甘草一两，炙　杏仁七十个，去皮尖

上四味，以水九升，煮麻黄，减二升，去白沫，内诸药，煮取二升半，去滓，温服八合。覆取微似汗。

【译文】麻黄汤由四味药组方。用九升水，煮麻黄至消耗掉二升水时，去掉浮沫，加入其他药物，煮至留取二升半，去掉药渣，温服八合。盖棉被保暖微微发汗。

评析

表证尚在而无里证的，可用麻黄汤。此处文义紧接前文而来，所谓"无余证"，指前文所述的里证已经消除，只有太阳表证还存在，特举脉浮作为代表，可用麻黄汤，与前文中胸满胁痛者用小柴胡汤，但脉浮者用麻黄汤的意思一样。

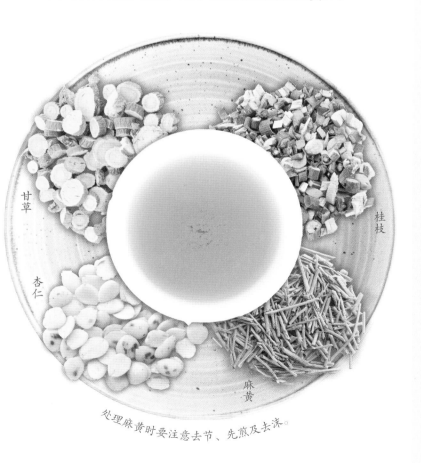

甘草

杏仁

桂枝

麻黄

处理麻黄时要注意去节、先煎及去渣。

蜜煎方方解

本方是辨治津亏热结的代表方。 蜂蜜有润肠行气的功效，本方看似通过濡润肛门来缓解便秘，实际上是通过导引大肠之气下行以缓解便秘。

评析

蜜煎方与开塞露的比较。 蜜煎方和开塞露都可起到通便的作用，但蜜煎方是优于开塞露的。开塞露属于外用刺激性泻药，使用直接简单，但会有依赖性。蜜煎方既可以有效地增润大肠的津液，对大肠没有伤害，还不会产生依赖性，而且用久了还能改善大便难下的状况。

【原文】阳明病，自汗出，若发汗，小便自利者，此为津液内竭，虽硬不可攻下之，当须自欲大便，宜蜜煎导而通之。若土瓜根及大猪胆汁，皆可为导。

【译文】阳明病，本来已经自汗出，如果再发汗，而患者小便又自利，这就会造成津液内耗，纵然大便干硬，也不可以使用攻下法治疗，应当等到患者自己有便意的时候，用蜜煎方来引导通便。另外如土瓜根和猪胆汁，都可以用来通导大便。

蜜煎方

【原文】食蜜七合

上一味，于铜器内，微火煎，当须凝如饴状，搅之勿令焦著，欲可丸，并手捻作挺，令头锐，大如指，长二寸许。当热时急作，冷则硬。以内谷道中，以手急抱，欲大便时乃去之。疑非仲景意，已试甚良。

又大猪胆一枚，泻汁，和少许法醋，以灌谷道内，如一食顷，当大便出宿食恶物，甚效。

【译文】蜜煎方由一味药组方。将食蜜放入铜器中，用小火煎熬，一直浓缩到像饴糖的状态，随时搅动，使它不要焦煳，等到可以成形时，两手相并搓成头部尖细、中间粗细如手指、长二寸左右的棒状物。必须趁热的时候迅速制作，冷却后就会发硬。用时把它塞入肛门中，并用手指堵住，想要大便时再去掉它。怀疑这不是张仲景的意思，经过试用，效果很好。

也可以用大猪胆囊一个，挤出其中的胆汁，混入少量食用醋，灌入肠道内，维持一顿饭的时间，即可解出宿食及腐败物等，很有效果。

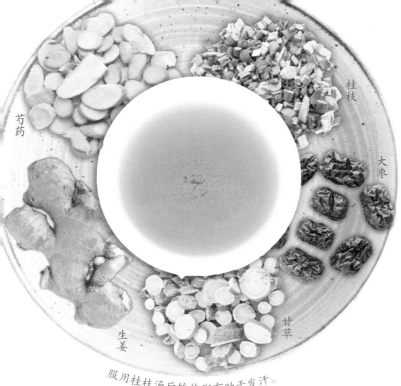

服用桂枝汤后饮热粥有助于发汗。

【原文】阳明病，脉迟，汗出多，微恶寒者，表未解也，可发汗，宜桂枝汤。

【译文】阳明病，见迟脉，症见出汗多、轻微怕冷的，这是表证没有解除，可以用发汗法，适合用桂枝汤。

桂枝汤

【原文】桂枝三两，去皮　芍药三两　生姜三两　甘草二两，炙　大枣十二枚，擘

　　上五味，以水七升，煮取三升，去滓，温服一升，须臾，啜热稀粥一升，以助药力取汗。

【译文】桂枝汤由五味药组方。用七升水，煮至留取三升，去掉药渣，趁温服一升，服药后少顷，喝一升热稀粥，用以协助药力而发汗。

【原文】阳明病，脉浮，无汗而喘者，发汗则愈，宜麻黄汤。

【译文】阳明病，见浮脉，症见无汗和喘息的，用发汗法治疗就可以痊愈，适合用麻黄汤。

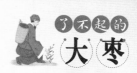

了不起的 **大枣**

　　大枣味甘，性温，归脾经、胃经、心经，主治胃虚食少、脾弱便溏、气血津液不足、营卫不和、心悸怔忡、妇人脏躁等症。

【原文】阳明病，发热汗出者，此为热越，不能发黄也。但头汗出，身无汗，剂颈而还，小便不利，渴引水浆者，此为瘀热在里，身必发黄，茵陈蒿汤主之。

【译文】阳明病，症见发热汗出的，这是邪热能够随汗向外泄，因此就不会出现身体发黄。如果只是头部出汗，身上没有汗，汗出到颈部就停止，又见小便不利、口大渴喝汤水的，这是湿热郁滞在里，身体就会发黄，用茵陈蒿汤主治。

茵陈蒿汤方解

本方为治疗湿热黄疸的常用方。方中重用茵陈清热利湿之能，为治黄疸要药；栀子清热降火、通利三焦，助茵陈引湿热从小便而去；大黄泻热逐瘀、通利大便，导瘀热从大便而下。

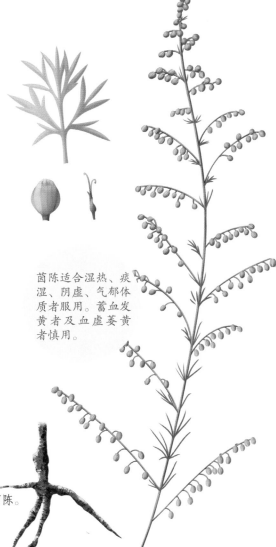

茵陈蒿汤

【原文】茵陈蒿①六两　栀子十四枚，擘　大黄二两，去皮

上三味，以水一斗二升，先煮茵陈减六升，内二味，煮取三升，去滓，分三服。小便当利，尿如皂荚汁状，色正赤，一宿腹减，黄从小便去也。

【译文】茵陈蒿汤由三味药组方。用一斗二升水，先煮茵陈，煮去六升水，加入其他二味，煮至留取三升，去掉药渣，分作三次服。药后小便应当通利，尿像皂荚水那样颜色赤红，过一夜腹胀便会减轻，这是湿热之邪从小便排出体外的表现。

茵陈适合湿热、痰湿、阴虚、气郁体质者服用。蓄血发黄者及血虚萎黄者慎用。

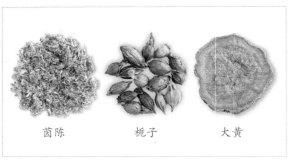

| 茵陈 | 栀子 | 大黄 |

①茵陈蒿与茵陈为同一种药材，现代用法中多统一成茵陈。

【原文】阳明证，其人喜忘者，必有蓄血。所以然者，本有久瘀血，故令喜忘。屎虽硬，大便反易，其色必黑者，宜抵当汤下之。

【译文】阳明病，患者出现健忘的，多有瘀血蓄积。之所以会这样，是因为瘀血久停，使人健忘。大便虽然硬结，排便却容易，颜色多是发黑的，应当用抵当汤来下血。

抵当汤

【原文】水蛭熬　虻虫去翅足，熬，各三十个　大黄三两，酒洗　桃仁二十个，去皮尖及两仁者

上四味，以水五升，煮取三升，去滓，温服一升，不下更服。

【译文】抵当汤由四味药组方。用五升水，煮至留取三升，去掉药渣，一次温服一升，不见泻下的再服一次。

【原文】阳明病，下之，心中懊憹而烦，胃中有燥屎者，可攻。腹微满，初头硬，后必溏，不可攻之。若有燥屎者，宜大承气汤。

病人不大便五六日，绕脐痛，烦躁，发作有时者，此有燥屎，故使不大便也。

病人烦热，汗出则解，又如疟状，日晡所发热者，属阳明也。脉实者，宜下之；脉浮虚者，宜发汗。下之与大承气汤，发汗宜桂枝汤。

【译文】阳明病泻下以后，心中烦躁，因为胃肠中有燥屎，可以攻下，适合用大承气汤。如果腹部轻微胀满，大便初硬，后稀溏的，就不能攻下。

评析

太阳蓄血证与阳明蓄血证辨析。

太阳蓄血证的神志表现是如狂、发狂，其辨证要点为少腹急结或硬满，小便利，表明病不在气而在血。阳明蓄血证的神志表现是健忘，是肠胃之热与宿瘀相结，心气失常所致，辨证要点则是大便黑硬易解。阳明蓄血证与太阳蓄血证，尽管临床表现有显著差异，但其病机都是属于邪热与血相结，所以主治方剂都是抵当汤。

患者五六天不大便，脐腹疼痛，烦躁不安，间歇发作，这是有燥屎的表现，所以大便不通。患者心烦发热，出汗以后病症就可以解除。每天午后定时发热，就像疟疾一样，这属于阳明里热。脉见实象的，适宜用攻下法；脉见浮虚的，适宜用发汗法。攻下用大承气汤，发汗用桂枝汤。

【原文】大下后，六七日不大便，烦不解，腹满痛者，此有燥屎也。所以然者，本有宿食故也，宜大承气汤。

病人小便不利，大便乍难乍易，时有微热，喘冒不能卧者，有燥屎也，宜大承气汤。

【译文】峻下之后，六七天不大便，烦躁不解，腹部胀满疼痛，这是肠中有燥屎。之所以会这样，是因为原本就有宿食内停，适合用大承气汤。

患者小便不利，大便有时困难有时容易，并时有轻微发热，喘息、头目昏冒不能躺卧，是有燥屎的表现，适合用大承气汤。

吴茱萸汤方解

本方主治胃中虚寒。

方中吴茱萸辛热，温肝暖胃、下气降逆，为君药；重用生姜温胃止呕，为臣药；佐以人参益气安中，大枣甘缓和中。本方以舌质不红、胃脘痞满、苔白滑、脉迟无热者为宜。

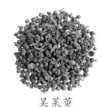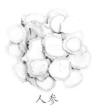

| 吴茱萸 | 人参 | 生姜 | 大枣 |

【原文】 食谷欲呕，属阳明也，吴茱萸汤主之。得汤反剧者，属上焦也。

【译文】 进食后想呕吐的，这是属于阳明经的病症，应当用吴茱萸汤治疗。服汤药以后病情反而加重的，这就属于上焦的病症了。

吴茱萸汤

【原文】 吴茱萸一升，洗　人参三两　生姜六两，切　大枣十二枚，擘

上四味，以水七升，煮取二升，去滓，温服七合，日三服。

【译文】 吴茱萸汤由四味药组方。用七升水，煮至留取二升，去掉药渣，每次温服七合，一天服三次。

评析

太阳表虚证可能发生的几种变证的治疗。

"寸缓关浮尺弱，其人发热汗出，复恶寒，不呕"，这是太阳表虚证的表现。因为误用攻下，便出现了胃脘痞满的变证，治宜先表后里。若没有攻下，患者不恶寒却口渴，又见小便频繁、大便硬结的，是出现了脾约的变证，治宜润下，不可峻下。如果出现口渴想喝水的症状，只能先给予少量的水，这是因为病机不一样，后续采取的方法也不一样。若是因水气不化而口渴，就宜用五苓散。

【原文】 太阳病，寸缓关浮尺弱，其人发热汗出，复恶寒，不呕，但心下痞者，此以医下之也。如其不下者，病人不恶寒而渴者，此转属阳明也。小便数者，大便必硬，不更衣十日，无所苦也。渴欲饮水，少少与之，但以法救之。渴者，宜五苓散。

【译文】 太阳病，寸脉缓、关脉浮、尺脉弱，患者发热出汗、恶寒、不吐、胃脘痞满的，这是医生误用攻下的缘故。如果没有攻下，患者不恶寒反而口渴的，这是病症转属于阳明经。小便次数多的，大便多会硬结，十天不解大便，也没有什么痛苦。口渴想喝水的，应少量地给患者喝水，也可以采取适当的方法治疗。如果是水气不化的口渴，适合用五苓散。

五苓散

【原文】 猪苓去皮　白术　茯苓各十八铢　泽泻一两六铢　桂枝半两，去皮

上五味，为散，白饮和服方寸匕，日三服。

【译文】 五苓散由五味药组方。五味药材，制成散剂，每次用白米汤调服一方寸匕，一天服三次。

【原文】 脉阳微而汗出少者，为自和也，汗出多者，为太过。阳脉实，因发其汗，出多者，亦为太过。太过者，为阳绝于里，亡津液，大便因硬也。

【译文】 脉象浮虚无力，而微有汗出的，是邪去表和，病将向愈。如果出汗多，就是太过。脉象浮盛有力，由于发其汗而出汗多的，也是太过。太过则阴液耗伤，致阳气独盛于里，胃肠津液缺乏，大便因而干硬。

【原文】 脉浮而芤，浮为阳，芤为阴，浮芤相搏，胃气生热，其阳则绝。

【译文】 脉见浮而芤，浮主阳热盛，芤主阴液虚，浮脉与芤脉并见，主胃肠生燥热，其阳气偏盛。

评析

阴虚阳盛的脉象与治则。 阴虚阳盛者多见浮芤脉，阳热有余，所以脉浮，阴血（包括津液）不足，故而脉芤，浮与芤相互影响，则胃肠缺乏津液濡润而生热，于是阳气独盛。此种病证，多见于素体阴虚和大出血以后的患者，治宜滋阴润燥为主，不可妄用攻下。

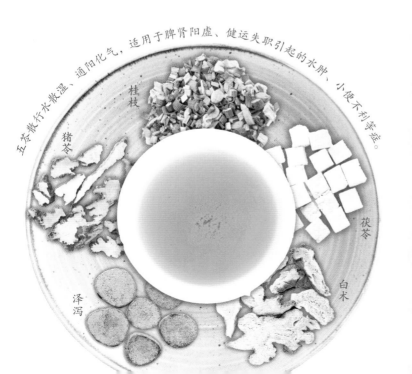

五苓散行水渗湿、通阳化气，适用于脾肾阳虚、健运失职引起的水肿、小便不利等症。

桂枝　猪苓　茯苓　白术　泽泻

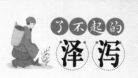

了不起的 **泽泻**

泽泻味甘，性寒，归肾经、膀胱经，具有渗湿、泻热通淋的功效，其主治小便不利、水肿胀满、呕吐、泻痢、痰饮、淋证、尿血等症。

麻子仁丸方解

本方是辨治脾约证的重要代表方。方中重用火麻仁，其质润多脂、滋脾润肠、润燥通便为君药；大黄苦寒泻热、攻积通便，杏仁利肺降气、润燥通便，芍药养阴敛津、柔肝理脾，共为臣药；枳实下气破结，厚朴行气除满，以加强降泻通便之力，为佐药；使以蜂蜜润燥滑肠、调和诸药。综观全方，六味药材组成攻润相合之剂，使腑气通顺、津液充足、下不伤正，主治脾约证。

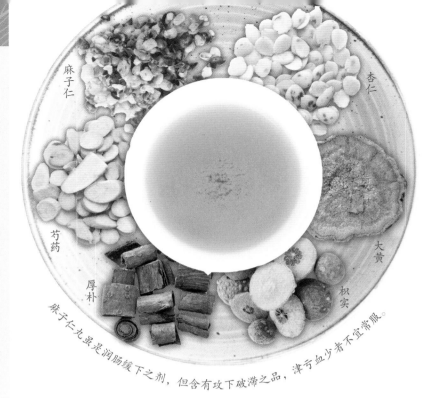

麻子仁丸虽是润肠缓下之剂，但含有攻下破滞之品，津亏血少者不宜常服。

麻子仁　杏仁　芍药　厚朴　大黄　枳实

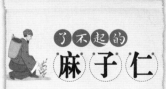

了不起的 麻子仁

麻子仁即火麻仁，性平，味甘，归脾经、胃经、大肠经，具有润肠通便的功效，主要用于血虚津亏、肠燥便秘等症。

【原文】跌阳脉浮而涩，浮则胃气强，涩则小便数，浮涩相搏，大便则硬，其脾为约，麻子仁丸主之。

【译文】跌阳脉浮而涩，浮主胃热亢盛，胃热亢盛则逼迫津液下渗，见小便多，小便多则脾阴伤，便见涩脉，浮涩并见，大便就会坚硬，这是脾的功能被胃阳制约而造成的脾约证，应当用麻子仁丸治疗。

麻子仁丸

【原文】麻子仁[①]二升　芍药半斤　枳实半斤，炙　大黄一斤，去皮　厚朴一尺，炙，去皮　杏仁一升，去皮尖，熬，别作脂

上六味，蜜和丸如梧桐子大，饮服十丸，日三服，渐加，以知为度。

【译文】麻子仁丸由六味药组方。用蜜和为丸，大小像梧桐子一样，每次饮服十丸，一天服三次，逐渐增加服药量，以病愈为准。

①麻子仁即火麻仁。

【原文】太阳病三日，发汗不解，蒸蒸发热者，属胃也，调胃承气汤主之。

伤寒吐后，腹胀满者，与调胃承气汤。

【译文】太阳病三天，用发汗法后病症没有解除，身上发热如蒸，这是邪传阳明胃肠，用调胃承气汤主治。

伤寒病用过涌吐法以后，出现腹中胀满的，用调胃承气汤治疗。

【原文】太阳病，若吐若下若发汗后，微烦，小便数，大便因硬者，与小承气汤和之愈。

【译文】太阳病，用涌吐法、攻下法、发汗法治疗以后，出现轻微心烦、小便频数、大便硬结的，用小承气汤调和其胃气就可以痊愈。

【原文】得病二三日，脉弱，无太阳、柴胡证，烦躁，心下硬。至四五日，虽能食，以小承气汤，少少与，微和之，令小安，至六日，与承气汤一升。若不大便六七日，小便少者，虽不受食，但初头硬，后必溏，未定成硬，攻之必溏；须小便利，屎定硬，乃可攻之，宜大承气汤。

【译文】得病两三天，脉象弱，没有太阳证和柴胡证，烦躁不安，胃脘硬结胀满。到第四、第五天时，即使能够进食，也只能用少量的小承气汤微微调和胃气，使病症稍微缓解，到第六天，再给一升承气汤。如果六七天不大便，小便少的，虽然不能进食，但是大便只是初头硬，后多见稀溏，不是完全燥硬，这种情况下误用攻下法必然会稀溏。只有小便畅利，大便燥硬，才可用攻下法，宜用大承气汤。

（评析）**大承气汤使用注意。**六七天不大便，不能进食，按照常规辨证，是大承气汤证，应用大承气汤。但是，不能仅因为不大便、不进食，就下燥屎已成的诊断，还需参考小便情况。如小便少，虽然不能进食，大便也未全硬，往往是初硬后溏，误用攻下，必定是大便稀溏；必须小便利，大便完全干硬，才可使用大承气汤。

（评析）

太阳转属阳明的证治。太阳病用发汗法，照理当汗出病解，可是却蒸蒸发热，这是表邪传里，化热成实的征兆，说明病邪已经从太阳经转到了阳明经，应该用调胃承气汤治疗。

【原文】伤寒六七日，目中不了了，睛不和，无表里证，大便难，身微热者，此为实也，急下之，宜大承气汤。

阳明病，发热汗多者，急下之，宜大承气汤。

发汗不解，腹满痛者，急下之，宜大承气汤。

腹满不减，减不足言，当下之，宜大承气汤。

阳明少阳合病，必下利，其脉不负①者，为顺也。负者，失也，互相克贼，名为负也。脉滑而数者，有宿食也，当下之，宜大承气汤。

【译文】伤寒病六七天，出现视物模糊不清，眼珠转动不灵活，没有明显的表证和里证，大便难解，体表轻微发热，这就是里实已成的表现，应急用攻下法，宜用大承气汤。

阳明病，见发热和多汗的，应迅速攻下，宜用大承气汤。

发汗以后病症没有解除，又出现了腹中胀满而且疼痛的，应急速攻下，宜用大承气汤。

腹中胀满不见缓解，即使缓解，也微不足道，应当攻下，宜用大承气汤。

阳明经和少阳经合病，多会出现腹泻，脉象不见木邪克土的征象，就是顺证，有克贼征象的，则是逆证。脉象滑而数的，是有宿食内留，应当攻下，宜用大承气汤。

大承气汤主治

大承气汤

○ 太阳病六七天不大便，小便少的，虽然不能进食，但是大便只是初头硬，后稀溏，此时误用攻下必然会稀溏。只有小便畅利，大便燥硬，可以攻下

○ 伤寒病六七天，视物模糊不清，眼珠转动不灵活，没有明显的表证和里证，大便难解，体表轻微发热的

○ 阳明病，见发热和多汗的

○ 发汗以后病症没有解除，又出现了腹中胀满而且疼痛的

○ 腹中胀满不见缓解的

○ 阳明和少阳合病，脉象滑而数的，是有宿食内留，应当泻下

①此句中的"负"和"顺"是根据五行生克，从脉象来解释疾病的顺逆。阳明属土，少阳属木，若只见少阳弦脉，则是木克土，病情较逆，即所谓"负"；若见滑数脉，则木不克土，即所谓"顺"。

【原文】 病人无表里证，发热七八日，虽脉浮数者，可下之。假令已下，脉数不解，合热则消谷喜饥，至六七日不大便者，有瘀血，宜抵当汤。

若脉数不解，而下不止，必协热便脓血也。

伤寒发汗已，身目为黄，所以然者，以寒湿在里不解故也。以为不可下也，于寒湿中求之。

伤寒七八日，身黄如橘子色，小便不利，腹微满者，茵陈蒿汤主之。

【译文】 患者没有典型的表证与里证，发热七八天，纵使脉见浮数，也可攻下。假使攻下以后数脉仍然没有改变，热内合于里就出现了食欲亢进的症状，到第六、第七天后仍不大便的，这是内有瘀血，宜用抵当汤。

如果脉数不见缓解，又下利不止，一定会出现协热下利并见便脓血。

伤寒病发汗以后，周身及面目发黄，之所以会这样，是因为寒湿凝结于里不能解除。治疗这种发黄，不可以用攻下法，应当在治寒湿证的方法中寻求治法①。

伤寒病已七八天，出现周身发黄像橘子皮一样，小便不利，腹中轻微胀满的情况，用茵陈蒿汤主治。

湿热发黄辨析

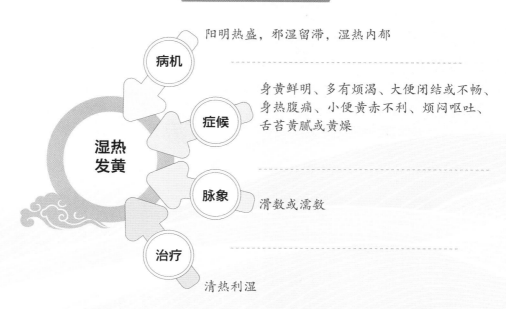

病机　阳明热盛、邪湿留滞、湿热内郁

症候　身黄鲜明、多有烦渴、大便闭结或不畅、身热腹痛、小便黄赤不利、烦闷呕吐、舌苔黄腻或黄燥

湿热发黄

脉象　滑数或濡数

治疗　清热利湿

①北宋伤寒大家韩祗和补充了六种治疗方剂，分别是茵陈茯苓汤、茵陈橘皮汤、小茵陈汤、茵陈四逆汤、茵陈附子汤和茵陈茱黄汤，可供参考。

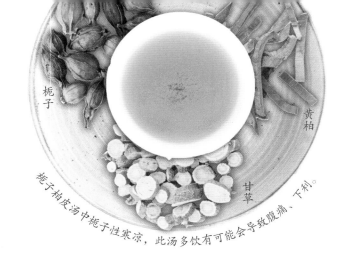

栀子

黄柏

栀子柏皮汤中栀子性寒凉，此汤多饮有可能会导致腹痛、下利。

甘草

栀子柏皮汤方解

　　本方主治伤寒病伴身黄发热。方中栀子苦寒，清热解毒、除烦利湿，泻三焦之湿热从小便解。张仲景用栀子一般均为十四枚，只有本方用个头较大的肥栀子十五枚，此用量居栀子类方之冠，意在增强清热解毒之功效。黄柏苦寒解毒、清下焦湿热，甘草甘缓和中，并防栀子、黄柏苦寒伤及脾胃。方中三味相合，可清湿热、退黄疸而不伤正气。

【原文】 伤寒身黄发热，栀子柏皮汤主之。
【译文】 伤寒病伴见周身发黄、发热的，用栀子柏皮汤主治。

栀子柏皮汤

【原文】 肥栀子十五个，擘　甘草一两，炙　黄柏二两
　　上三味，以水四升，煮取一升半，去滓，分温再服。
【译文】 栀子柏皮汤由三味药组方。用四升水，煮至留取一升半，去掉药渣，分两次温服。

【原文】 伤寒瘀热在里，身必黄，麻黄连轺赤小豆汤主之。
【译文】 伤寒病，邪热郁蕴在里，周身皮肤多会发黄，应当用麻黄连轺赤小豆汤治疗。

麻黄连轺赤小豆汤方解

　　本方主治外有寒邪，内有湿热，郁蕴不解致身体发黄。方中麻黄、杏仁、生姜辛散表邪、宣发郁热；连轺、生梓白皮、赤小豆清泻湿热；大枣、甘草调和脾胃。诸药合用，使表里宣通，湿热得以清泻，表解里和而黄疸可愈。

麻黄连轺赤小豆汤

【原文】 麻黄二两，去节　连轺①二两，连翘根是　杏仁四十个，去皮尖　赤小豆一升　大枣十二枚，擘　生梓白皮，切，一升　生姜二两，切　甘草二两，炙
　　上八味，以潦水一斗，先煮麻黄再沸，去上沫，内诸药，煮取三升，去滓，分温三服，半日服尽。
【译文】 麻黄连轺赤小豆汤由八味药组方。用一斗雨水，先煮沸麻黄两次，去掉浮沫，加入其他药物，煮至留取三升，去掉药渣，分三次温服，半天内服完。

①连轺为连翘的根。

辨少阳病脉证并治第九

【原文】少阳之为病，口苦，咽干，目眩也。

少阳中风，两耳无所闻，目赤，胸中满而烦者，不可吐下，吐下则悸而惊。

伤寒，脉弦细，头痛发热者，属少阳。少阳不可发汗，发汗则谵语，此属胃。胃和则愈，胃不和，烦而悸。

【译文】少阳病的主证是口苦、咽喉干燥和头昏目眩。

少阳中风证，出现两耳发聋、眼睛发红、胸中满闷烦躁，不可以使用涌吐法和攻下法，如果误用，就会出现心悸和惊恐不安的变证。

伤寒病，脉象弦细、头痛发热，表示邪传少阳。少阳病不可以发汗，如果发汗会出现谵语，这是阳明胃肠热实。如果里实去，胃气调和，病症就可以痊愈，胃气不能调和，就会出现心烦和心悸。

【原文】本太阳病不解，转入少阳者，胁下硬满，干呕不能食，往来寒热，尚未吐下，脉沉紧者，与小柴胡汤。

【译文】原患太阳病，邪气没有解除而传入少阳的，就会出现胁下痞硬满闷，干呕不能进食，恶寒发热交替而作，如果没有用过涌吐法和攻下法，又见脉象沉紧，用小柴胡汤治疗。

小柴胡汤

【原文】柴胡八两　人参三两　黄芩三两　甘草三两，炙　半夏半斤，洗　生姜三两，切　大枣十二枚，擘

上七味，以水一斗二升，煮取六升，去滓，再煎取三升。温服一升，日三服。

【译文】小柴胡汤由七味药组方。用一斗二升水，煮至留取六升，去掉药渣，再煎煮浓缩至三升。每次温服一升，一天服三次。

🥗 **评析**

小柴胡汤加减。本方主治伤寒少阳病。若胸中烦而不呕，去半夏、人参，加一枚瓜蒌；若腹中痛者，去黄芩，加三两芍药；若胁下痞硬，去大枣，加四两牡蛎；若胃脘悸动，小便不利者，去黄芩，加四两茯苓。

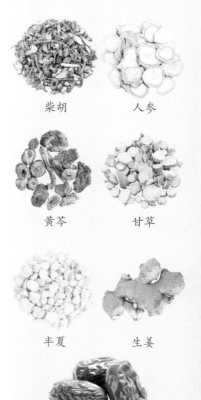

柴胡　　　人参

黄芩　　　甘草

半夏　　　生姜

大枣

【原文】若已吐下、发汗、温针，谵语，柴胡汤证罢，此为坏病。知犯何逆，以法治之。

【译文】如果经过涌吐、攻下、发汗以至温针的方法治疗以后，出现了谵语，而且柴胡汤证已完全发生了变化，这就是坏病。应审知在治疗上犯过什么错误，然后选择相应的方法来治疗。

【原文】三阳合病，脉浮大，上关上，但欲眠睡，目合则汗。

【译文】三阳合病，脉象浮大，直达关部以上，会有只想睡觉，闭目就会出汗的症状。

【原文】伤寒六七日，无大热，其人躁烦者，此为阳去入阴故也。

伤寒三日，三阳为尽，三阴当受邪，其人反能食而不呕，此为三阴不受邪也。

伤寒三日，少阳脉小①者，欲已也。

少阳病欲解时，从寅至辰上。

【译文】伤寒病已六七天，患者周身没有大热，却出现了躁烦不安的情况，这是外邪由表入里的缘故。

伤寒病已三天，按理说病邪已在太阳经、阳明经、少阳经三经传遍，该往三阴经传了，患者反而能进饮食并且没有呕吐，这就是三阴经不受邪气的表现。

伤寒病已三天，病在少阳经，脉象小的，是将要痊愈的表现。

少阳病将要解除的时间，是从凌晨三时到九时之间。

误治变证及病势进退

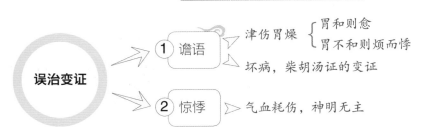

误治变证
① 谵语 —— 津伤胃燥 { 胃和则愈 / 胃不和则烦而悸
　　　　　坏病，柴胡汤证的变证
② 惊悸 —— 气血耗伤，神明无主

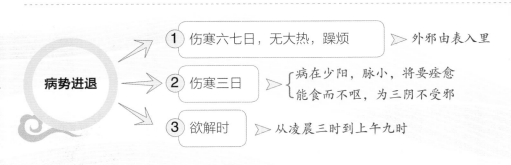

病势进退
① 伤寒六七日，无大热，躁烦 —— 外邪由表入里
② 伤寒三日 —— { 病在少阳，脉小，将要痊愈 / 能食而不呕，为三阴不受邪
③ 欲解时 —— 从凌晨三时到上午九时

①此处"脉小"，是相对脉大而言。

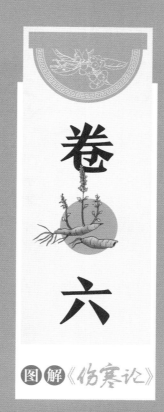

卷

六

图 解《伤寒论》

评析

太阴病本属里虚寒证，脉象应沉缓无力。而今脉不沉反见浮象，原因有二：一是外感表邪，正邪相争于表；二是正气恢复，病势由阴出阳。今用桂枝汤发汗解肌，以方测证，当为前者，故本证乃太阴病兼外感表邪。因脾虚不甚，故用桂枝汤发汗解肌、调和营卫、散解表邪。不用麻黄汤是因为太阴病不可大发其汗，且桂枝汤有和里之意。

辨太阴病脉证并治第十

【原文】太阴之为病，腹满而吐，食不下，自利益甚，时腹自痛。若下之，必胸下①结硬。

太阴中风，四肢烦疼，阳微阴涩而长者，为欲愈。

太阴病，欲解时，从亥至丑上。

【译文】太阴病的主要症候是腹中胀满、呕吐、饮食不下、腹泻严重、腹中时有疼痛。如果误用攻下法治疗，多会造成胃脘部痞结硬满的症候。

太阴中风证，见四肢剧烈疼痛，阳脉微，阴脉涩而长，是将要痊愈的表现。

太阴病将要解除的时间，大多在晚上九时到第二天凌晨三时。

【原文】太阴病，脉浮者，可发汗，宜桂枝汤。

【译文】太阴病，脉见浮象的，可以发汗，宜用桂枝汤。

桂枝汤

【原文】桂枝三两，去皮　芍药三两　甘草二两，炙　生姜三两，切　大枣十二枚，擘

上五味，以水七升，煮取三升，去滓，温服一升。须臾，啜热稀粥一升，以助药力，温覆取汗。

【译文】桂枝汤由五味药组方。用七升水，煮至留取三升，去掉药渣，温服一升。药后片刻，喝一升热稀粥，以协助药力的发挥，并盖棉被保暖发汗。

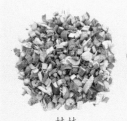 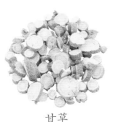 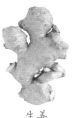 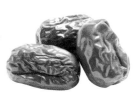

桂枝　　芍药　　甘草　　生姜　　大枣

①胸下：指胃脘部。

【原文】自利不渴者，属太阴，以其脏有寒故也，当温之，宜服四逆辈。

　　伤寒脉浮而缓，手足自温者，系在太阴；太阴当发身黄，若小便自利者，不能发黄；至七八日，虽暴烦下利日十余行，必自止，以脾家实，腐秽当去故也。

【译文】自行下利又不口渴的，属于太阴病，这是脾脏有寒的缘故，应当用温法治疗，适合服四逆汤一类的方药。

　　伤寒病，脉浮而缓，只见手足温热的，这是邪气已涉及太阴。太阴病，照理应当出现周身发黄，如果小便通畅的，就不会发黄了。到第七、第八天时，纵使突然出现心烦和下利，而且下利在一天内有十多次，也多自行停止，这是因为脾脏正气已渐充实，腐败秽浊的积滞得以通过大便排出体外。

【原文】本太阳病，医反下之，因尔腹满时痛者，属太阴也，桂枝加芍药汤主之；大实痛者，桂枝加大黄汤主之。

【译文】原本是太阳病，医生反而误用了攻下法，因此就导致腹中胀满并时有疼痛，疾病就转属太阴经了，应当用桂枝加芍药汤治疗；如果肠中有积滞而实痛异常，应当用桂枝加大黄汤治疗。

桂枝加芍药汤

【原文】桂枝三两，去皮　芍药六两　甘草二两，炙　大枣十二枚，擘　生姜三两，切

　　上五味，以水七升，煮取三升，去滓，温分三服。本云桂枝汤，今加芍药。

【译文】桂枝加芍药汤由五味药组方。用七升水，煮至留取三升，去掉药渣，分三次温服。旧本原为桂枝汤，今加重芍药用量。

🍵 评析

自利不渴是太阴病虚寒下利的特殊表现。 本证的病机是感受寒邪，脾阳虚弱，受此邪气，运化功能减弱，升降失常，故寒湿下注，发生下利；寒湿之气弥漫，所以不渴，但并不绝对，若下利日久或下利严重，致津液外泄过甚，患者也会口渴，但渴得并不是很厉害。

　　文中提出治疗宜用四逆汤一类的方剂，但并未给出具体用哪个方剂，意在让医者根据病情轻重灵活选方。如中虚尚轻者可用理中汤，中虚兼命门火衰者可用四逆汤。

🍵 桂枝加芍药汤方解

本方主治太阳病误下，邪陷太阴。 本方是桂枝汤倍芍药量而成。方用桂枝辛温通阳；甘草、生姜、大枣益气补脾和胃；芍药敛阴和营、缓急止痛，加重芍药用量佐以甘草，酸甘相辅，恰合太阴之主药。故本方具有调和营卫、理脾和中、缓急止痛之功。

桂枝加大黄汤

【原文】桂枝三两，去皮　大黄二两　芍药六两　生姜三两，切　甘草二两，炙　大枣十二枚，擘

上六味，以水七升，煮取三升，去滓，温服一升，日三服。

【译文】桂枝加大黄汤由六味药组方。用七升水，煮至留取三升，去掉药渣，每次温服一升，一天服三次。

【原文】太阴为病，脉弱，其人续自便利，设当行大黄芍药者，宜减之，以其人胃气弱，易动故也。

【译文】太阴病，脉象较弱，患者将会持续下利，假使应当用大黄和芍药治疗，也应该减少其用量，这是因为患者胃气较弱，服攻伐性质的药物，正气容易受损。

桂枝加大黄汤方解

本方主治太阳病误下，实邪结于阳明。

本方是桂枝倍芍药加大黄所组成。大黄泻下攻积，以除腹痛；桂枝通阳发汗，以解肌表；芍药敛阴和营；甘草缓中调胃；生姜辛温调卫；大枣甘温，助芍药调和营血。故本方具有解肌发表、调和营卫、通腑泻实之效。

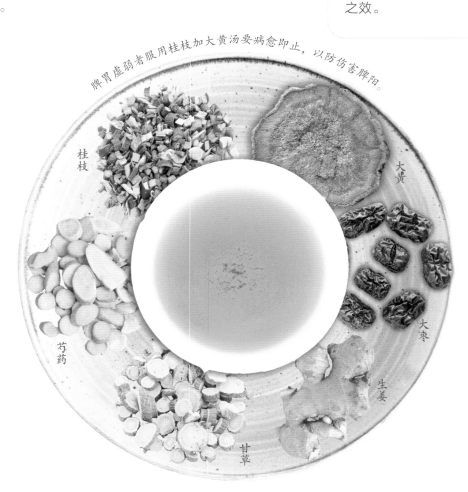

脾胃虚弱者服用桂枝加大黄汤要病愈即止，以防伤害脾阳。

桂枝

大黄

大枣

芍药

生姜

甘草

辨少阴病脉证并治第十一

【原文】少阴之为病，脉微细，但欲寐也。

少阴病，欲吐不吐，心烦，但欲寐。五六日自利而渴者，属少阴也，虚故引水自救，若小便色白者，少阴病形悉具，小便白者，以下焦虚有寒，不能制水，故令色白也。

病人脉阴阳俱紧，反汗出者，亡阳也，此属少阴，法当咽痛而复吐利。

【译文】少阴病的主要症候是脉象微细、精神萎靡疲困、只想睡觉。

少阴病表现为想吐又吐不出来、心烦、精神萎靡、只想睡觉。到第五、第六天出现下利又口渴的，这都是少阴病的表现。这种口渴是因津液不足，所以才饮水自救。如果小便颜色清白，少阴病的特征也就全部具备了。小便清白，是下焦虚寒，不能温化制约水液而导致的。

患者的脉搏，尺寸部都见拘紧之象，身上反而出汗的，是阳气外亡的表现，这属于少阴亡阳证，应当出现咽喉疼痛并伴见呕吐和下利等症。

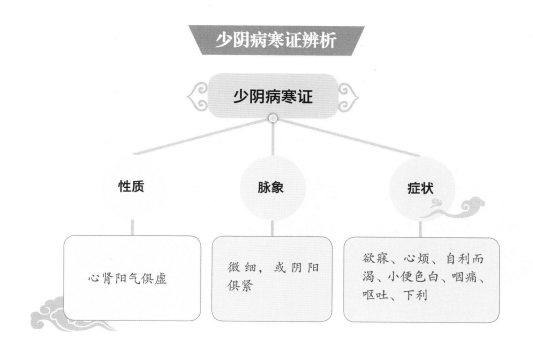

少阴病寒证辨析

少阴病寒证

性质	脉象	症状
心肾阳气俱虚	微细，或阴阳俱紧	欲寐、心烦、自利而渴、小便色白、咽痛、呕吐、下利

【原文】少阴病，咳而下利谵语者，被火气劫故也，小便必难，以强责少阴汗也。

少阴病，脉细沉数，病为在里，不可发汗。

少阴病，脉微，不可发汗，亡阳故也；阳已虚，尺脉弱涩者，复不可下之。

少阴病，脉紧，至七八日，自下利，脉暴微，手足反温，脉紧反去者，为欲解也，虽烦下利，必自愈。

少阴病，下利，若利自止，恶寒而踡卧，手足温者，可治。

少阴病，恶寒而踡，时自烦，欲去衣被者，可治。

少阴中风，脉阳微阴浮者，为欲愈。

【译文】少阴病，出现咳嗽、下利及谵语的，是曾经用过火法治疗的缘故。患者大多会出现小便困难，是强发少阴之汗导致的。

少阴病，脉见细沉而数，这是病在里的表现，不能用发汗法。

少阴病，脉见微象，不可以发汗，因为阳气大虚。阳气既虚，又见尺脉弱涩的，是阴也虚，同样不可以攻下。

少阴病，脉见紧象，至第七、第八天时，出现下利，脉象也由紧而突然转微，手脚反而温热，紧脉反而消失的，这是病症将要痊愈的表现，虽然还有心烦和下利，也多会自行痊愈。

少阴病，下利，如果下利自己能停止，虽然恶寒踡卧，而手足转为温暖的，可以治愈。

少阴病，恶寒而踡卧，如果时时感到烦热，并想减去衣服和被子的，这是阳气恢复，可以治愈。

少阴中风证，寸脉微尺脉浮的，是将要痊愈的表现。

【原文】少阴病，欲解时，从子至寅上。

少阴病，吐利，手足不逆冷，反发热者，不死。脉不至者，灸少阴七壮。

【译文】少阴病将要解除的时间，是从夜间十一时到第二天凌晨五时之间。

少阴病，表现为呕吐、下利，如果手脚不冷反而发热的，一般不是死证。如果脉搏一时不至的，可以在少阴经的腧穴上灸七个艾炷以通阳复脉。

少阴病治疗禁忌及症候分析

少阴病，脉象沉细数，病在里 ← 不能用发汗法 ← 治疗禁忌 → 不能用发汗和攻下法 → 少阴病，脉象微，阳气虚，尺脉弱涩

症候分析 > 少阴病 >
- 恶寒而踡卧，时而自觉心胸烦热，想减去衣被的
- 下利自行停止，手足转温暖的
- 呕吐、下利，本应畏寒，手足冷，现不冷，反而发热的

→ 可治

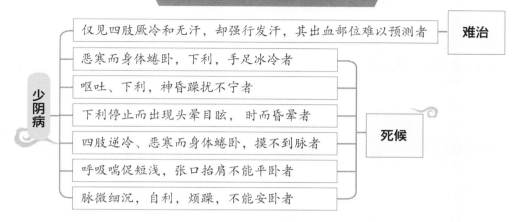

少阴病难治及死证的表现

少阴病

- 仅见四肢厥冷和无汗，却强行发汗，其出血部位难以预测者 —— 难治
- 恶寒而身体蜷卧，下利，手足冰冷者
- 呕吐、下利，神昏躁扰不宁者
- 下利停止而出现头晕目眩，时而昏晕者
- 四肢逆冷、恶寒而身体蜷卧，摸不到脉者 —— 死候
- 呼吸喘促短浅，张口抬肩不能平卧者
- 脉微细沉，自利，烦躁，不能安卧者

【原文】少阴病，八九日，一身手足尽热者，以热在膀胱，必便血也。

少阴病，但厥无汗，而强发之，必动其血，未知从何道出，或从口鼻，或从目出者，是名下厥上竭①，为难治。

少阴病，恶寒身蜷而利，手足逆冷者，不治。②

少阴病，吐利躁烦，四逆者死。

少阴病，下利止而头眩，时时自冒者死。

【译文】少阴病在第八、第九天时，出现了周身和手脚都热的，是因为邪热郁在膀胱，多会发生小便下血。

少阴病，只见四肢厥冷而无汗，强行发汗，多会引起出血，但其出血部位难以预测，有的从口鼻出，有的从眼中出。这就叫作"下厥上竭"，为难治之证。

少阴病，恶寒、身体蜷缩、下利和手脚逆冷的，为不治之证。

少阴病，表现为呕吐、下利、躁烦不宁、四肢逆冷的，为死证。

少阴病，下利停止后出现了头晕目眩，时而昏蒙眼黑的，为死证。

【原文】少阴病，四逆，恶寒而身蜷，脉不至，不烦而躁者死。

少阴病，六七日，息高者死。

少阴病，脉微细沉，但欲卧，汗出不烦，自欲吐，至五六日自利，复烦躁不得卧寐者死。

【译文】少阴病，四肢逆冷、恶寒而身体蜷卧，脉搏摸不到，心中不烦却躁动不宁的，是死证。

少阴病，第六、第七天时，出现呼吸喘促短浅，张口抬肩不能平卧，是死证。

少阴病，脉象微细而沉、只想躺卧、汗出、心不烦、想呕吐，到第五、第六天后，又见下利、烦躁、不能安卧的，是死证。

①下厥上竭：中医病证名。"下厥"是指阳气虚于下而厥逆，"上竭"是指阴血出于上而耗竭。
②少阴病预后的吉凶，决定于阳气的存亡，阳气衰绝的，为不治之证。

麻黄细辛附子汤方解

本方主治少阴证兼太阳表证。 方中麻黄发汗解表，附子温经助阳，两药相合，温散寒邪而恢复阳气，共为主药；细辛外解太阳之表，内散少阴之寒，既能助麻黄发汗解表，又助附子温经散寒，为佐药。三药合用，补散兼施，可使外感寒邪从表散，又可逐里寒。

【原文】少阴病，始得之，反发热，脉沉者^①，麻黄细辛附子汤主之。

【译文】少阴病，初得病时反而出现发热、脉沉的，用麻黄细辛附子汤主治。

麻黄细辛附子汤

【原文】麻黄二两，去节　细辛二两　附子一枚，炮，去皮，破八片

上三味，以水一斗，先煮麻黄，减二升，去上沫，内诸药，煮取三升，去滓，温服一升，日三服。

【译文】麻黄细辛附子汤由三味药组方。用一斗水，先煮麻黄，煮去二升水，去掉浮沫，加入其他药物，煮至留取三升，去掉药渣，每次温服一升，一天服三次。

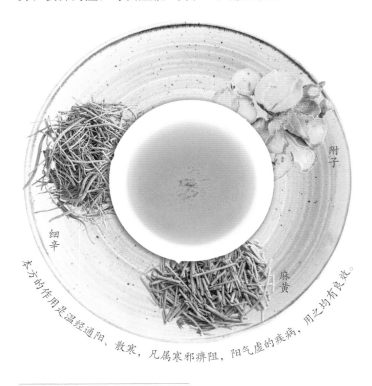

附子

细辛

麻黄

本方的作用是温经通阳、散寒，凡属寒邪痹阻，阳气虚的疾病，用之均有良效。

①少阴病一般来说不应见发热，现在反而见到发热，所以说"反发热"。另外，此处并不是单纯的少阴病，脉证合参，可知应是少阴经与太阳经两感证。

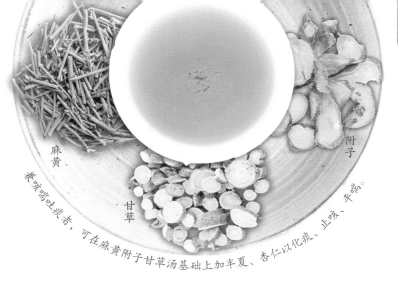

麻黄

甘草

附子

兼咳喘吐痰者，可在麻黄附子甘草汤基础上加半夏、杏仁以化痰、止咳、平喘。

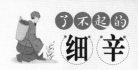

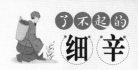

麻黄附子甘草汤方解

本方主治少阴病兼表证病势较缓。方中麻黄可发汗解表邪；附子可温经扶阳；甘草甘平，可益气和中、保护正气。因本证病情稍缓，故用甘草以缓麻黄之发散，取其微汗。三药合用，温阳解表，微发汗又不伤正气的平和。

【原文】少阴病，得之二三日，麻黄附子甘草汤微发汗。以二三日无里证，故微发汗也。

【译文】少阴病两三天，兼有表证的，应当用麻黄附子甘草汤轻微发汗。因为才两三天，还没有呕吐、下利等里证，所以可以用轻微发汗的方法。

麻黄附子甘草汤

【原文】麻黄二两，去节　甘草二两，炙　附子一枚，炮，去皮，破八片

上三味，以水七升，先煮麻黄一两沸，去上沫，内诸药，煮取三升，去滓，温服一升，日三服。

【译文】麻黄附子甘草汤由三味药组方。用七升水，先将一两麻黄煮沸，去掉浮沫，再加入其他药物，煮至留取三升，去掉药渣，每次温服一升，一天服三次。

评析

　　本方与前方应合看，前方用麻黄发汗、附子温经，本方所用方剂中也有麻黄、附子，故可知本方所述亦是少阴与太阳同病，当有发热、恶寒、无汗、脉沉等症。"无里证"是指没有呕吐、下利等里证，只有在无里证的情况下，才能用表里同治的方法治疗，即发汗与温经并用。若兼有里证，治疗时当先里后表。

了不起的
细辛

细辛性温，味辛，归心经、肺经、肾经，有解表散寒、祛风止痛、通窍、温肺化饮的功效，主治风寒感冒、头痛、牙痛、风湿痹痛、鼻渊、肺寒咳嗽等症。

【原文】少阴病，得之二三日以上，心中烦，不得卧，黄连阿胶汤主之。

【译文】少阴病，得病两三天以上，症见心中烦乱、不能安卧的，应当用黄连阿胶汤主治。

黄连阿胶汤

【原文】黄连四两　黄芩二两　芍药二两
鸡子黄二枚　阿胶三两

上五味，以水六升，先煮三物，取二升，去滓，内胶烊尽，小冷，内鸡子黄，搅令相得，温服七合，日三服。

【译文】黄连阿胶汤由五味药组方。用六升水，先煮黄连、黄芩、芍药三味药物，煮至留取二升，去掉药渣，加入阿胶烊化至全部溶解，稍稍冷却后加入鸡子黄，搅拌均匀。每次温服七合，一天服三次。

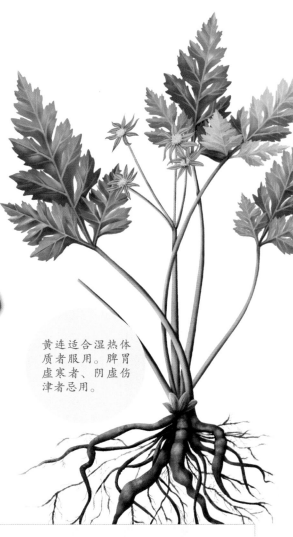

黄连适合湿热体质者服用。脾胃虚寒者、阴虚伤津者忌用。

黄连阿胶汤方解

本方主治心肾不交。黄连、黄芩泻心火，使心气下交于肾；芍药养血滋阴，助阿胶滋补肾水；鸡子黄上以养心，下以补肾，并能安中。诸药相伍，心肾交合，水升火降，共奏滋阴泻火、交通心肾之功，则心烦自除，夜寐自安。

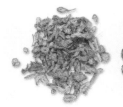

黄连

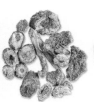

黄芩

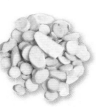

芍药

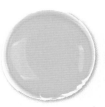

鸡子黄

阿胶

【原文】少阴病，得之一二日，口中和，其背恶寒者，当灸之，附子汤主之。

【译文】少阴病，得病一两天，口中不苦、不燥渴，患者背部恶寒的，应该外用灸法，内用附子汤主治。

附子汤

【原文】附子二枚，炮，去皮，破八片　茯苓三两　人参二两　白术四两　芍药三两

　　上五味，以水八升，煮取三升，去滓，温服一升，日三服。

【译文】附子汤由五味药组方。用八升水，煮至留取三升，去掉药渣，每次温服一升，一天服三次。

【原文】少阴病，身体痛，手足寒，骨节痛，脉沉者，附子汤主之。

【译文】少阴病，症见身体疼痛、手足寒冷、骨节疼痛、脉象偏沉的，用附子汤主治。

【原文】少阴病，下利便脓血者，桃花汤主之。

【译文】少阴病，症见下利并见便脓血的，应当用桃花汤治疗。

桃花汤

【原文】赤石脂一斤，一半全用，一半筛末　干姜一两　粳米一升

　　上三味，以水七升，煮米令熟，去滓，温服七合，内赤石脂末方寸匕，日三服。若一服愈，余勿服。

【译文】桃花汤由三味药组方。用七升水，煮至粳米已熟，去掉药渣，每次温服七合，并在药液中加入一方寸匕赤石脂末，一天服三次。如果服一次药后病症痊愈，剩余的药就不要再服了。

附子汤方解

本方主治少阴病阳虚寒盛。炮附子辛甘大热，具有回阳救逆、补火助阳、散寒止痛的功效；人参补益元气、复脉固脱；茯苓、白术健脾化湿；芍药和营止痛。全方诸药合用，共奏温经助阳、祛寒除湿之功。

桃花汤方解

本方主治虚寒血痢。方中赤石脂温涩固脱以止痢；干姜大辛大热，温中祛寒，合赤石脂温中涩肠、止血止痢；粳米养胃和中，助赤石脂、干姜以厚肠胃。

【原文】少阴病，二三日至四五日，腹痛，小便不利，下利不止，便脓血者，桃花汤主之。

　　少阴病，下利便脓血者，可刺。

【译文】少阴病，从第二、第三天一直到第四、第五天，出现腹痛、小便不利、下利不止、便脓血的，用桃花汤主治。

　　少阴病，症见下利、便脓血的，可以用针刺的方法治疗。

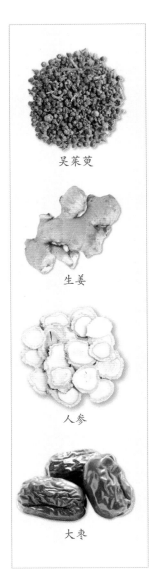

吴茱萸

生姜

人参

大枣

【原文】少阴病，吐利，手足逆冷，烦躁欲死者，吴茱萸汤主之。

【译文】少阴病，见呕吐下利、手足逆冷、心中烦躁难以忍受的，用吴茱萸汤主治。

吴茱萸汤

【原文】吴茱萸一升　人参二两　生姜六两，切　大枣十二枚，擘
上四味，以水七升，煮取二升，去滓，温服七合，日三服。

【译文】吴茱萸汤由四味药组方。用七升水，煮至留取二升，去掉药渣，每次温服七合，一天服三次。

【原文】少阴病，下利咽痛，胸满心烦，猪肤汤主之。

【译文】少阴病，见下利、咽喉疼痛、胸闷心烦的，应当用猪肤汤治疗。

猪肤汤

【原文】猪肤一斤
上一味，以水一斗，煮取五升，去滓，加白蜜一升，白粉①五合，熬香，和令相得，温分六服。

【译文】猪肤汤由一味药组方。用一斗水，煮至留取五升，去掉药渣，加入一升白蜜，五合炒香的大米粉，搅和均匀，分作六次温服。

猪皮具有清热养阴、利咽、止血之功效。

猪肤汤方解

　　本方主治少阴阴虚咽痛。方中猪皮甘凉，可以滋阴益血、滋润皮肤；白蜜甘凉，可以滋阴润燥、调脾胃、通三焦；大米粉甘淡，炒香则和胃补脾以止利。诸药合用，肺肾得滋，咽喉得养，津生热退，烦除痛止，共奏滋阴降火、养阴润燥、甘缓止痛之效。

①白粉：大米粉。

【原文】少阴病，二三日，咽痛者，可与甘草汤，不差^①，与桔梗汤。

【译文】少阴病，第二、第三天时，如果咽喉疼痛的，可给甘草汤。药后不愈的，给桔梗汤。

甘草汤

【原文】甘草二两

上一味，以水三升，煮取一升半，去滓，温服七合，日二服。

【译文】甘草汤由一味药组方。用三升水，煮至留取一升半，去掉药渣，每次温服七合，一天服两次。

桔梗汤

【原文】桔梗一两　甘草二两

上二味，以水三升，煮取一升，去滓，温分再服。

【译文】桔梗汤由二味药组方。用三升水，煮至留取一升，去掉药渣，分两次温服。

【原文】少阴病，咽中伤，生疮，不能语言，声不出者，苦酒汤主之。

【译文】少阴病，咽喉有损伤或疮疡，不能讲话，甚至发不出声音的，用苦酒汤主治。

甘草汤方解

本方主治少阴客热咽痛轻者。甘草有补气和中、清热解毒的功效，炙用以补气为主，生用可清热解毒、利咽喉。

桔梗汤方解

本方主治少阴客热咽痛重者。桔梗味辛，微温而有排脓作用，并有治胸胁痛的功效，于甘草汤加入此味，有助于缓解咽痛。

苦酒汤方解

本方主治痰热咽伤。苦酒，即米醋，有解毒敛疮之功；半夏涤痰利咽；鸡子清甘寒消肿而利咽。本方服法为取少量频频含服，可使药物持续作用于患处，有利于更好地发挥药效。

苦酒汤

【原文】半夏洗，破如枣核十四枚　鸡子一枚，去黄，内上苦酒，着鸡子壳中

上二味，内半夏著苦酒中，以鸡子壳置刀环中，安火上，令三沸，去滓，少少含咽之，不差，更作三剂^②。

【译文】苦酒汤由二味药组方。把半夏加入米醋中，放入去黄的鸡蛋壳里，放在刀柄部的铁环上，架在火上煮三沸，去掉药渣，渐渐含咽。如果病症不愈，再做三剂服用。

---

①差：此处意为病势减轻。

②苦酒汤在现代实际应用中，会以铁丝环替代刀柄圆环，然后在酒精灯上加热至冒泡，加热完成后，用纱布过滤即可。苦酒汤在鸡蛋壳里煮的原因是为了利用鸡蛋壳中的薄膜以及鸡蛋壳的形状和特性来增强药效。

【原文】少阴病，咽中痛，半夏散及汤主之。

【译文】少阴病，见咽喉疼痛的，可用半夏散及汤主治。

半夏散及汤

【原文】半夏洗　桂枝去皮　甘草炙

　　上三味，等分。各别捣筛已，合治之，白饮和服方寸匕，日三服。若不能散服者，以水一升，煎七沸，内散两方寸匕，更煮三沸，下火令小冷，少少咽之。半夏有毒，不当散服。[①]

【译文】半夏散及汤由三味药组方。三味药的用量都相等，分别捣细过筛以后，混合均匀。用白米汤调和服下，每次服一方寸匕，一天服三次。如果对服用散剂不能耐受的，可以用一升水，空煮七沸，加入两方寸匕药散，再煮三沸，移出火外稍稍冷却后渐渐咽下。半夏有毒，不应当作为散剂服用。

半夏散及汤方解

本方主治少阴客寒咽痛。方中桂枝散寒通阳；半夏涤痰开结；甘草和中、缓急、止痛。方名半夏散，其剂型为散剂，若不能服散剂者，亦可作汤剂服用，方名则为半夏汤，合称为"半夏散及汤"。

白通汤方解

本方主治阴盛格阳于上。本方是由四逆汤去甘草，减少干姜用量加葱白而成。方中去甘草甘缓之性，以防掣肘干姜、附子回阳之力，加葱白辛温，通阳上行，使格于上之阳下归于肾；附子温发下焦之阳上承于心；干姜温中土之阳以通上下。三味相合，破阴散寒，回阳救逆，宣通上下，交通阴阳。方名"白通"二字，白指葱白，通指通阳。

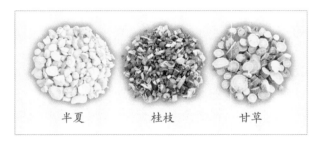

半夏　　桂枝　　甘草

【原文】少阴病，下利，白通汤主之。

【译文】少阴病，见下利的，用白通汤主治。

白通汤

【原文】葱白四茎　干姜一两　附子一枚，生，去皮，破八片

　　上三味，以水三升，煮取一升，去滓，分温再服。

【译文】白通汤由三味药组方。用三升水，煮至留取一升，去掉药渣，分两次温服。

---

① "半夏有毒，不当散服"二句疑为后人所加，不过半夏确实对口腔咽喉黏膜有刺激作用，现在临床已不再用作散剂。

【原文】少阴病，下利脉微者，与白通汤。利不止，厥逆无脉，干呕烦者，白通加猪胆汁汤主之。服汤脉暴出者死，微续者生①。

【译文】少阴病，见下利、脉象微弱的，给白通汤。如果出现下利不止、四肢厥冷、脉搏摸不到、干呕烦躁的情况，应当用白通加猪胆汁汤治疗。服汤药后，如果脉搏突然浮大，是死证；如果脉搏由小到大，逐渐浮起的，往往可活。

白通加猪胆汁汤

【原文】葱白四茎　干姜一两　附子一枚,生,去皮,破八片　人尿五合　猪胆汁一合

上五味，以水三升，煮取一升，去滓，内胆汁、人尿，和令相得，分温再服。若无胆，亦可用。

【译文】白通加猪胆汁汤由五味药组方。用三升水，煮至留取一升，去掉药渣，加入猪胆汁和人尿，搅拌均匀，分两次温服。如果找不到猪胆汁，也可以不加猪胆汁直接服用。

【原文】少阴病，二三日不已，至四五日，腹痛，小便不利，四肢沉重疼痛，自下利者，此为有水气。其人或咳，或小便利，或下利，或呕者，真武汤主之。

【译文】少阴病，两三天不愈，到第四、第五天，有腹中疼痛、小便不利、四肢沉重而疼痛、下利的，这是因为肾阳虚衰，水气不化。若患者出现咳嗽，或者小便通利，或下利，或呕吐等症状的，应当用真武汤治疗。

白通加猪胆汁汤方解

本方主治少阴阴盛格阳证。

方中大辛大热的附子温肾壮阳，祛寒救逆，干姜温阳散寒，葱白辛温，宣通上下阳气，以通阳散寒。阴寒太盛会格拒阳药，所以又佐以苦寒猪胆汁、咸寒人尿为引，使热药能入里发挥作用，此为反佐之用。除此，两药咸寒苦降，可滋阴和阳，引虚阳下入阴中，共奏破阴回阳、宣通上下之功。

真武汤

【原文】茯苓三两　芍药三两　白术二两　生姜三两,切　附子一枚,炮,去皮,破八片

上五味，以水八升，煮取三升，去滓，温服七合，日三服。若咳者，加五味子半升、细辛一两、干姜一两；若小便利者，去茯苓；若下利者，去芍药，加干姜二两；若呕者，去附子，加生姜，足前为半斤。

【译文】真武汤由五味药组方。用八升水，煮至留取三升，去掉药渣，每次温服七合，一天服三次。如果咳嗽，加半升五味子、一两细辛、一两干姜；如果见小便清利，去茯苓；如果见下利，去芍药，加二两干姜；如果见呕吐，去附子，把生姜的用量增加到半斤。

---

①脉"爆出"，是虚阳完全发露于外，预后极坏；脉"微续"，是阳气逐渐恢复的征象，预后较好。

【原文】 少阴病，下利清谷，里寒外热，手足厥逆，脉微欲绝，身反不恶寒，其人面色赤，或腹痛，或干呕，或咽痛，或利止脉不出者，通脉四逆汤主之。

【译文】 少阴病，下利、里有真寒外有假热、手足厥逆、脉微以至将要断绝、身上反而不恶寒，患者面色赤红，或者伴见腹中疼痛，或者伴见干呕，或者伴见咽部疼痛，或者下利虽然停止却伴见脉搏摸不到的，用通脉四逆汤主治。

通脉四逆汤

【原文】 甘草二两，炙　附子大者一枚，生用，去皮，破八片　干姜三两，强人可四两

上三味，以水三升，煮取一升二合，去滓，分温再服，其脉即出者愈。面色赤者，加葱九茎；腹中痛者，去葱，加芍药二两；呕者，加生姜二两；咽痛者，去芍药，加桔梗一两；利止脉不出者，去桔梗，加人参二两。病皆与方相应者，乃服之。

【译文】 通脉四逆汤由三味药组方。用三升水，煮至留取一升二合，去掉药渣，分两次温服。服后患者的脉搏能恢复的就可以痊愈。面色红赤的，加九根葱白；腹中疼痛的，去葱白，加二两芍药；呕吐的，加二两生姜；咽痛的，去芍药，加一两桔梗；下利停止后脉搏摸不到的，去桔梗，加二两人参。用方和病症全部相对应后，再服用。

生附子为"回阳救逆"第一要药。但注意本品有毒，宜遵医嘱服用。

通脉四逆汤方解

本方主治阴盛格阳于外。本方在四逆汤的基础上重用干姜、附子用量。生附子温壮阳气，干姜温暖脾胃，甘草益气和中。

【原文】少阴病，四逆，其人或咳，或悸，或小便不利，或腹中痛，或泄利下重者，四逆散主之。

【译文】少阴病，症见四肢冷，患者或者咳嗽，或者心悸，或者小便不利，或者腹中疼痛，或者下利并有里急后重感的，用四逆散主治。

四逆散

【原文】甘草炙　枳实破，水渍，炙干　柴胡　芍药

上四味，各十分，捣筛，白饮和服方寸匕，日三服。咳者，加五味子、干姜各五分，并主下利；悸者，加桂枝五分；小便不利者，加茯苓五分；腹中痛者，加附子一枚，炮令坼；泄利下重者，先以水五升，煮薤白三升，煮取三升，去滓，以散三方寸匕内汤中，煮取一升半，分温再服。

【译文】四逆散由四味药组方。四味药材各十分，捣细过筛。每次用白米汤调和一方寸匕服下，一天服三次。咳嗽的，加五味子、干姜各五分，并主治下利；心悸的，加五分桂枝；小便不利的，加五分茯苓；腹中疼痛的，加一枚附子，炮制使其裂开；下利并有后重感的，先用五升水煮三升薤白，煮至留取三升时，去掉药渣，再加入三方寸匕的药散，煮至留取一升半，分两次温服。

【原文】少阴病，下利六七日，咳而呕渴，心烦不得眠者，猪苓汤主之。

【译文】少阴病，下利已六七天，咳嗽、呕吐、口渴、心烦不得安眠的，用猪苓汤主治。

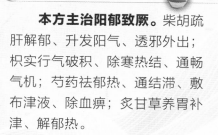

四逆散方解

本方主治阳郁致厥。柴胡疏肝解郁、升发阳气、透邪外出；枳实行气破积、除寒热结、通畅气机；芍药祛郁热、通结滞、敷布津液、除血痹；炙甘草养胃补津、解郁热。

猪苓汤

【原文】猪苓去皮　茯苓　阿胶　泽泻　滑石各一两

上五味，以水四升，先煮四物，取二升，去滓，内阿胶烊尽，温服七合，日三服。

【译文】猪苓汤由五味药组方。用四升水，先煮四味药物，煮至留取二升，去掉药渣，加入阿胶烊化至全部溶解，每次温服七合，一天服三次。

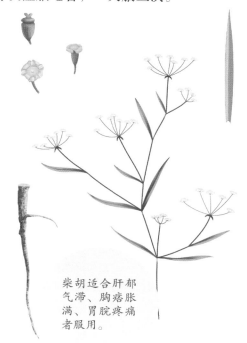

柴胡适合肝郁气滞、胸痞胀满、胃脘疼痛者服用。

【原文】少阴病，得之二三日，口燥咽干者，急下之，宜大承气汤。
【译文】少阴病，得病两三天，口燥咽干，应当紧急攻下，宜用大承气汤。

大承气汤

【原文】枳实五枚，炙
厚朴半斤，去皮，炙　大黄
四两，酒洗　芒硝三合

上四味，以水一斗，
先煮二味，取五升，去滓，
内大黄，更煮取二升，去
滓，内芒硝，更上火令一
两沸，分温再服。一服得
利，止后服。

【译文】大承气汤由四
味药组方。用一斗水，先
煮厚朴、枳实二味至留取
五升，去掉药渣，加入大
黄，再煮至留取二升，去
掉药渣，加入芒硝，再放
到火上煮一二沸，分两次
温服。服一次药后大便通
利，就停服后面的药。

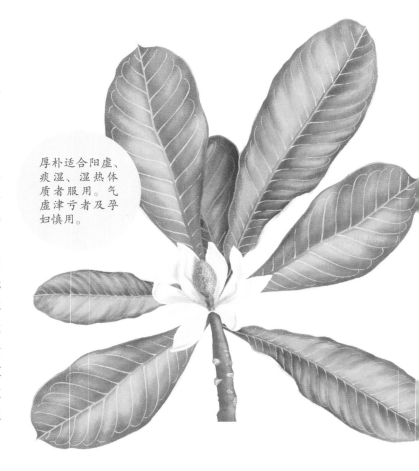

厚朴适合阳虚、
痰湿、湿热体
质者服用。气
虚津亏者及孕
妇慎用。

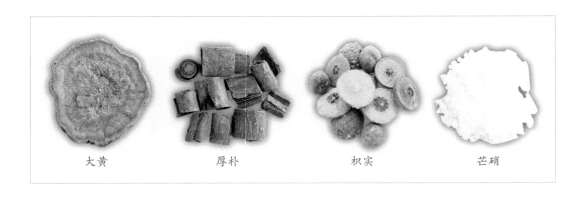

大黄　　　　厚朴　　　　枳实　　　　芒硝

【原文】少阴病，自利清水，色纯青，心下必痛，口干燥者，可下之，宜大承气汤。

少阴病，六七日，腹胀不大便者，急下之，宜大承气汤。

【译文】少阴病，下利清水、颜色青黑①，并有胃脘疼痛、口干舌燥的，可以攻下，宜用大承气汤。

少阴病已六七天，腹中胀满不大便的，应当急速攻下，宜用大承气汤。

【原文】少阴病，脉沉者，急温之，宜四逆汤。

【译文】少阴病，脉见沉象的，应当急速温里，宜用四逆汤。

四逆汤

【原文】甘草二两，炙　干姜一两半　附子一枚，生用，去皮，破八片

上三味，以水三升，煮取一升二合，去滓，分温再服。强人可大附子一枚、干姜三两。

【译文】四逆汤由三味药组方。用三升水，煮至留取一升二合，去掉药渣，分两次温服。强壮的人，可以用一枚大个的附子、三两干姜。

【原文】少阴病，饮食入口则吐，心中温温欲吐，复不能吐。始得之，手足寒，脉弦迟者，此胸中实，不可下也，当吐之。若膈上有寒饮，干呕者，不可吐也，当温之，宜四逆汤。

少阴病，下利，脉微涩，呕而汗出，必数更衣，反少者，当温其上，灸之。

①此处实际上指的是黑色臭秽粪水。

【译文】少阴病，饮食入口就呕吐，平时总感到心中郁闷不舒而想呕吐，但又吐不出来，在开始得病的时候，还见到手足寒凉、脉弦迟等症，这是胸中有实邪的表现，不可使用攻下法，而应当用涌吐法。如果膈上有寒饮而出现干呕的，就不可以用涌吐法了，应当温化寒饮，宜用四逆汤。

少阴病，见下利、脉象微涩、呕吐并汗出、频繁大便但是量不多的，应当用灸法以温其上。

少阴病脉沉，治宜急温。

文中仅言脉沉，尚未至脉微或脉微欲绝，说明虽已显示少阴不足，但阳并不太甚，厥逆吐利诸典型的少阴里寒证尚未出现。也就是说，此时病情不重，不需急。但为何又强调"急温"呢？关键在于病入少阴，涉及根本，阳亡迅速，死证太多。所以少阴之治，贵在及早。当脉沉显示阳虚征兆时，即当急温，以防亡阳之变。一旦延误施治，则吐利厥逆接踵而至，治亦晚矣。

辨厥阴病脉证并治第十二

【原文】厥阴之为病，消渴①，气上撞心，心中疼热，饥而不欲食，食则吐蛔，下之利不止。

厥阴中风，脉微浮为欲愈，不浮为未愈。

厥阴病欲解时，从丑至卯上。

厥阴病，渴欲饮水者，少少与之愈。

诸四逆厥者，不可下之，虚家亦然。

伤寒先厥，后发热而利者，必自止，见厥复利。

【译文】厥阴病所表现的症候特点是口渴，饮不解渴，气逆上冲心胸，心中疼痛并伴灼热感，有饥饿感但无食欲，勉强进食就会呕吐或吐蛔虫。如果攻下，就会导致下利不止。

厥阴中风证，脉象微浮是将要痊愈的表现，脉不浮是尚未痊愈的表现。

厥阴病将要解除的时间是从凌晨一点到清晨七点。

厥阴病，口渴想喝水的，稍稍饮水就会痊愈。

凡是四肢厥冷的，不可以攻下，对体虚的人也是这样。

伤寒病，先有手脚逆冷又出现发热的，下利可自愈；如果再出现厥冷，就会再度下利。

厥阴病分析

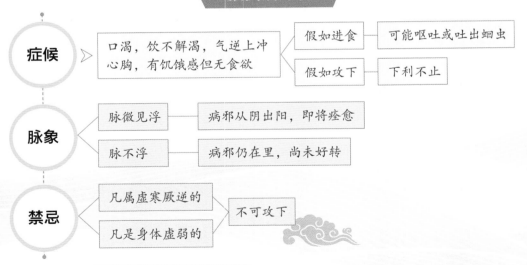

①此处"消渴"也是指饮不解渴的症状，但是与太阳篇蓄水证的"消渴"在病机上有所不同。厥阴消渴是胃热津伤所致，当伴有舌红苔黄、心中疼热等症，治宜清上温下。太阳篇蓄水消渴，为膀胱气化失常，不能布津上承所致，伴见小便不利，或发热、脉浮等症，治宜化气行水。

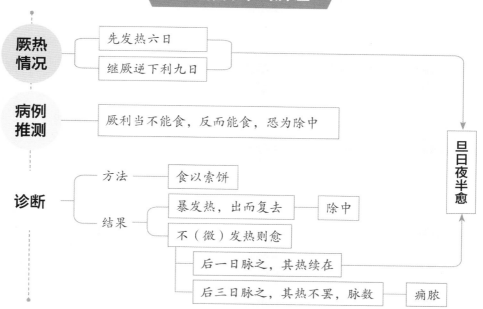

对疑似除中的辨证

厥热情况
- 先发热六日
- 继厥逆下利九日

病例推测
- 厥利当不能食，反而能食，恐为除中

诊断
- 方法——食以索饼
- 结果
  - 暴发热，出而复去——除中
  - 不（微）发热则愈
- 后一日脉之，其热续在
- 后三日脉之，其热不罢，脉数——痈脓

旦日夜半愈

【原文】伤寒始发热六日，厥反九日而利。凡厥利者，当不能食，今反能食者，恐为除中①。食以索饼，不发热者，知胃气尚在，必愈，恐暴热来出而复去也。后日脉之，其热续在者，期之旦日夜半愈。所以然者，本发热六日，厥反九日，复发热三日，并前六日，亦为九日，与厥相应，故期之旦日夜半愈。后三日脉之，而脉数，其热不罢者，此为热气有余，必发痈脓也。

【译文】伤寒病，起初发热六天，随后厥冷反而长达九天，并伴见下利。凡是四肢厥冷而下利的，按理当不能进食，现今反而能进食的，恐怕会是除中证。

尝试给患者吃面条一类的食物，如果进食后不发热的，可知患者胃气尚在，多会痊愈。怕的是进食后发热突然出现，随后又突然消退。后一天再去诊察，如果患者的发热持续存在，可猜测于第二天的半夜就可以痊愈。之所以会这样，是因为原本发热六天，厥冷反而持续了九天，又发热三天，加上前六天也是九天，与厥冷的天数相当，因此就猜测在第二天的半夜会痊愈。假如三天以后去诊察，出现脉数、发热不退的，这是邪热亢盛，多会发生痈疮、脓疡一类的变证。

①除中：古病名，指疾病到了严重阶段，本来不能饮食，突然出现暴食，这是中焦脾胃之气将绝的反常现象。

【原文】伤寒脉迟六七日，而反与黄芩汤彻其热。脉迟为寒，今与黄芩汤，复除其热，腹中应冷，当不能食，今反能食，此名除中，必死。

伤寒先厥后发热，下利必自止，而反汗出，咽中痛者，其喉为痹。发热无汗，而利必自止，若不止，必便脓血，便脓血者，其喉不痹。

伤寒一二日至四五日，厥者必发热，前热者后必厥[1]，厥深者热亦深，厥微者热亦微。厥应下之，而反发汗者，必口伤烂赤。

【译文】伤寒病，脉迟已经六七天，却反用黄芩汤清热。脉迟主寒，现在反而用黄芩汤，就会造成腹中寒冷，本当不能饮食，现在反而能食，这就叫作"除中证"，多会死亡。

伤寒病，先见厥冷后见发热，原有的下利多会自行停止。如果反而出现了汗出和咽喉疼痛的情况，就形成了喉痹。如果发热不见出汗，原有的下利也会自行停止。如果下利不停止，多会出现便脓血，出现便脓血的，就不会形成喉痹。

伤寒病从第一、第二天到第四、第五天，四肢厥冷的必然发热。先发热后厥冷的，就是热厥，厥冷严重的发热也严重，厥冷轻微的发热也轻微。这种厥冷的症候，应当攻下，如果反而发汗的，多会导致口腔糜烂红肿。

伤寒病辨析

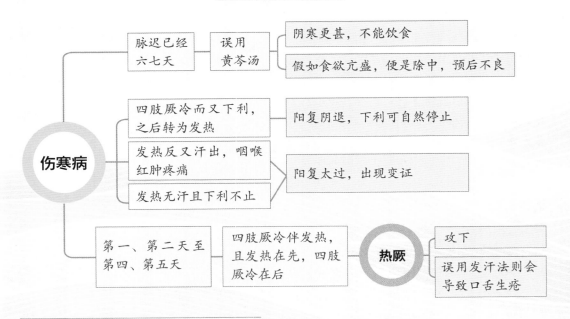

[1]一般说来由热致厥有一个发展过程，故在发生前有一个发热过程，还有一个热势渐增的过程，而后才可能转化为厥，这就是"前热者后必厥"的含义，而不是说发热一定会成为厥逆。

脏厥与蛔厥辨证

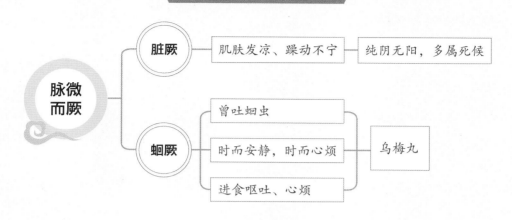

脉微而厥

脏厥 —— 肌肤发凉、躁动不宁 —— 纯阴无阳，多属死候

蛔厥 —— 曾吐蛔虫

时而安静，时而心烦 —— 乌梅丸

进食呕吐、心烦

【原文】伤寒病，厥五日，热亦五日，设六日当复厥，不厥者自愈。厥终不过五日，以热五日，故知自愈。

凡厥者，阴阳气不相顺接，便为厥。厥者，手足逆冷者是也。[1]

伤寒脉微而厥，至七八日肤冷，其人躁无暂安时者，此为脏厥[2]，非蛔厥[3]也。蛔厥者，其人当吐蛔。今病者静，而复时烦者，此为脏寒，蛔上入其膈，故烦，须臾复止，得食而呕，又烦者，蛔闻食臭出，其人常自吐蛔。蛔厥者，乌梅丸主之。又主久利。

【译文】伤寒病，四肢厥冷五天，发热也是五天。照例第六天应当再出现厥冷，如果没有出现的，就会自行痊愈。因为厥冷与发热时间相同，阴阳调和，所以知道可以自行痊愈。

所谓"厥证"，都是因为阴气与阳气不能相互顺接而造成的。厥证，就是指手足逆冷。

伤寒病，脉象微而四肢厥冷，到第七、第八天的时候出现肌肤发凉，患者躁动几乎没有片刻安宁的，这就是脏厥证，而不是蛔厥证。蛔厥证的症候，患者应当会吐蛔虫，假如患者安静，但又时常出现心烦，这是内脏有寒的表现。内脏有寒，于是蛔虫向上窜至膈部，因此心烦，一会儿心烦又停止，进食了会呕吐，并又心烦的，是因为蛔虫闻到了食物的香味并开始骚动，患者应当有吐蛔虫的病史。蛔厥证用乌梅丸主治。乌梅丸又可以主治久痢。

①《黄帝内经》中"厥"包括昏厥与肢厥，肢厥又包括寒厥和热厥，此处张仲景为使临床症状描述规范统一，给肢厥下了一个简明的定义，即"手足逆冷"。
②脏厥：指肾脏真阳极虚而致四肢厥冷。
③蛔厥：指因蛔出内扰，疼痛剧烈，气机逆乱而致四肢逆冷。

乌梅丸方解

本方主治寒热夹杂的蛔厥证。乌梅酸温安蛔、涩肠止痢；细辛、蜀椒辛温，辛可伏蛔，温能祛寒；黄连、黄柏苦寒，苦能下蛔，寒能清热；附子、干姜、桂枝温阳散寒；人参、当归补气养血。诸药合用，寒热并行，清上温下，辛开苦降，相辅相成。

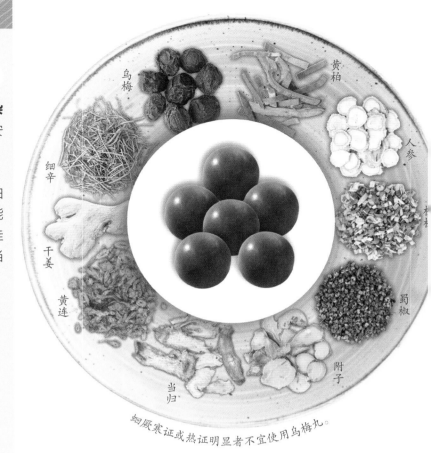

蛔厥寒证或热证明显者不宜使用乌梅丸。

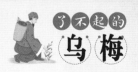

了不起的**乌梅**

乌梅味酸、涩，性平，归肝经、脾经、肺经、大肠经，有实邪者忌服，具有收敛生津、安蛔驱虫的功效，主治久咳、虚热烦渴、久疟、久泻、痢疾、便血、尿血、血崩、蛔厥腹痛、呕吐、胬肉等症。

乌梅丸

【原文】乌梅三百枚　　细辛六两　　干姜十两　　黄连十六两　　当归四两　　附子六两，炮，去皮　　蜀椒四两，出汗　　桂枝去皮，六两　　人参六两　　黄柏六两

上十味，异捣筛，合治之，以苦酒渍乌梅一宿，去核，蒸之五斗米下，饭熟捣成泥，和药令相得，内臼中，与蜜杵二千下，丸如梧桐子大，先食饮服十丸，日三服，稍加至二十丸。禁生冷、滑物、臭食等。

【译文】乌梅丸由十味药组方。除乌梅外其他药材分别捣细过筛，共同研匀，用米醋把乌梅浸泡一夜，去掉其中的核，放到五斗米的下面，上火蒸到米饭熟后，共同捣成泥状，和药粉混合搅拌均匀，再放入石臼中，加入蜂蜜，杵捣两千次，做成梧桐子大小的药丸。在饭前用水送服十丸，每天服三次，渐渐加到每次服用二十丸。禁止吃生冷、黏滑和有浓烈气味的食品。

【原文】伤寒热少微厥，指头寒，嘿嘿不欲食，烦躁，数日小便利，色白者，此热除也，欲得食，其病为愈。若厥而呕，胸胁烦满者，其后必便血。

病者手足厥冷，言我不结胸，小腹满，按之痛者，此冷结在膀胱关元①也。

伤寒发热四日，厥反三日，复热四日，厥少热多者，其病当愈。四日至七日，热不除者，必便脓血。

伤寒厥四日，热反三日，复厥五日，其病为进。寒多热少，阳气退，故为进也。

【译文】伤寒病，热象不重，厥冷也较轻微，仅手指头发凉，神情静默，没有食欲，烦躁不宁。几天以后，出现小便畅利，颜色清白的，这表示热邪已经解除，如果食欲也有增进，说明这个病将要痊愈。假如出现厥冷和呕吐，又伴见胸胁烦闷的，会发生便血的变证。

患者手足厥冷，主诉无胸部痞痛，觉得小腹胀满、触按疼痛的，这是寒邪凝结在小腹的缘故。

伤寒病，发热四天，厥冷只有三天，又发热四天，厥冷天数少而发热天数多的，病症就应当痊愈。如果第四天到第七天，发热仍不退的，多会便脓血。

伤寒病，厥冷四天，发热只有三天，又厥冷五天，这是病情在继续发展。寒象多而热象少，提示了阳气的衰退，所以是病情在继续发展。

评析

热厥轻证的转归。
热厥经数日之后，见到小便畅利，颜色清白，想要进食，表明里热已除，阴液恢复，胃气亦和，因此判断为转愈；如果厥冷的程度加重，并且呕而胸胁烦满，这是因阳郁更甚，病势转剧，若再久延未解，势必损伤阴络，推断其后可能发生便血的变证。

评析

厥证的解除常常会有一个过程，在这个过程中每每出现厥热反复的现象。为了把握这种变化，张仲景提出了以厥与热的时间进行判断的方法。一般说来但厥无热，为阳气不复，病情危重；而见热，为阳气来复，病有好转；厥多热少，为阳复不及，病仍发展；与热相等，为阳复适中，其病向愈；厥少热多，阳气恢复，其病当愈；若回热不止，为阳复太过，则邪从热化。

①关元：穴位名，在脐下三寸。在此文中"膀胱关元"指代小腹。

评析

寒厥治以灸法而厥不回者为死证。 伤寒六七日，脉微、手足厥冷、烦躁，为阴盛阳衰所致。病情相当严重，这时用汤药恐缓不济急，所以用灸法急救回阳，以散寒复阳气。灸后，若手足转温，表明阳气来复，尚有生机；若手足仍不温暖，则是阳气衰绝，故判断为死证。

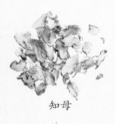

知母

石膏

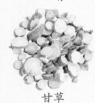

甘草

粳米

【原文】伤寒六七日，脉微，手足厥冷，烦躁，灸厥阴，厥不还者，死。

伤寒发热，下利厥逆，躁不得卧者，死。

伤寒发热，下利至甚，厥不止者，死。

伤寒六七日不利，便发热而利，其人汗出不止者，死。有阴无阳故也。

伤寒五六日，不结胸，腹濡，脉虚复厥者，不可下，此亡血，下之死。

发热而厥，七日下利者，为难治。

伤寒脉促，手足厥逆，可灸之。

【译文】伤寒病六七天，脉象微弱、手足厥冷、烦躁不安的，可以灸厥阴经的穴位，如果灸后不能恢复，是死证。

伤寒病，发热、下利、厥逆、躁动不安而不能平卧的，是死证。

伤寒病，发热、下利严重，四肢厥冷不恢复的，是死证。

伤寒病六七天，本来不下利，如果突然出现发热和下利，患者汗出不止，是死证。这是因为体内阴盛阳衰。

伤寒病五六天，没见结胸证的表现，腹部柔软，脉象虚弱无力又见四肢厥冷的，不可以攻下。这是因为阴血已伤，攻下就会导致死亡。

发热并见四肢厥冷，第七天又出现了下利的，是难治的症候。

伤寒病，脉来急促、手足厥逆的，可以用灸法治疗。

【原文】伤寒脉滑而厥者，里有热，白虎汤主之。

【译文】伤寒病，出现滑脉和手足厥冷的，是里有热的缘故，应当用白虎汤治疗。

白虎汤

【原文】知母六两　石膏一斤，碎，绵裹　甘草二两，炙　粳米六合

上四味，以水一斗，煮米熟汤成，去滓，温服一升，日三服。

【译文】白虎汤由四味药组方。用一斗水，煮至粳米熟时药汤即成，去掉药渣，每次温服一升，一天服三次。

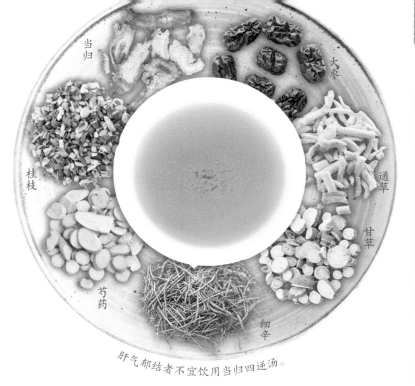

肝气郁结者不宜饮用当归四逆汤。

当归四逆汤方解

本方主治血虚寒厥。 本方以桂枝汤去生姜，倍大枣，加当归、通草、细辛组成。方中芍药、当归补血养血以行血，桂枝、细辛温经散寒以通阳，甘草、大枣补中益气以生血，通草入血分以通行血脉。诸药相合，养血通脉，温经散寒。

【原文】手足厥寒，脉细欲绝者，当归四逆汤主之。

【译文】四肢厥冷，脉细微弱几乎摸不到，用当归四逆汤主治。

当归四逆汤

【原文】当归三两　桂枝三两，去皮　芍药三两　细辛三两　甘草二两，炙　通草二两　大枣二十五枚，擘

　　上七味，以水八升，煮取三升，去滓，温服一升，日三服。

【译文】当归四逆汤由七味药组方。用八升水，煮至留取三升，去掉药渣，每次温服一升，一天服三次。

评析

当归四逆汤证与通脉四逆汤证比较。 本方证脉细欲绝，与通脉四逆汤证脉微欲绝，仅一字之差，然本质有别。彼为阳衰阴盛，虚阳外越所致，故脉象微弱无力，若隐若现，且伴见下利清谷，里寒外热等症状；此由血虚寒凝而成，故脉细如丝，若有若无，可伴见眩晕，肢节、少腹疼痛等症。前者危重，后者病缓。

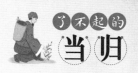

了不起的**当归**

当归味甘、辛，性温，归肝经、心经、脾经，具有补血、活血、调经止痛、润燥滑肠的功效，其可用于治疗月经不调、经闭、痛经、崩漏、虚寒腹痛等症。

当归四逆加吴茱萸生姜汤方解

本方主治血虚痼寒。

本方是当归四逆汤加吴茱萸、生姜而成。用当归四逆汤治血虚寒凝，温经通脉；加吴茱萸、生姜温中散寒，以暖肝和胃、除沉寒痼疾；再用清酒煎药，更温通经脉之力。

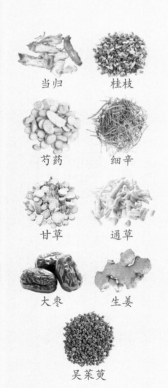

当归　　　桂枝

芍药　　　细辛

甘草　　　通草

大枣　　　生姜

吴茱萸

【原文】 若其人内有久寒①者，宜当归四逆加吴茱萸生姜汤。

【译文】 如果患者素有里寒证，适合用当归四逆加吴茱萸生姜汤。

当归四逆加吴茱萸生姜汤

【原文】 当归三两　芍药三两　甘草二两，炙　通草二两　桂枝三两，去皮　细辛三两　生姜半斤，切　吴茱萸二升　大枣二十五枚，擘

上九味，以水六升，清酒六升和，煮取五升，去滓，温分五服。

【译文】 当归四逆加吴茱萸生姜汤由九味药组方。用六升水，再加入六升米酒，煮至留取五升，去掉药渣，分五次温服。

【原文】 大汗出，热不去，内拘急，四肢疼，又下利厥逆而恶寒者，四逆汤主之。

【译文】 患者出大汗、发热不退、腹中拘挛急迫、四肢疼痛，又伴见腹泻、四肢厥逆和恶寒的，用四逆汤主治。

四逆汤

【原文】 甘草二两，炙　干姜一两半　附子一枚，生用，去皮，破八片

上三味，以水三升，煮取一升二合，去滓，分温再服。若强人可用大附子一枚、干姜三两。

【译文】 四逆汤由三味药组方。用三升水，煮至留取一升二合，去掉药渣，分两次温服。如果是强壮的人，可以用一枚大个的附子、三两干姜。

【原文】 大汗，若大下利，而厥冷者，四逆汤主之。

【译文】 患者出大汗，或腹泻严重，并伴见四肢厥冷的，用四逆汤主治。

---

①久寒：指沉寒痼疾，包括呕吐、胃脘痛、寒疝痛经、少腹冷痛等病症。

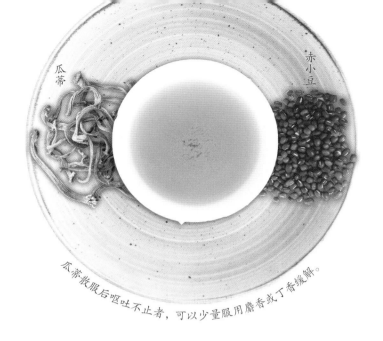

瓜蒂

赤小豆

瓜蒂散服后呕吐不止者，可以少量服用麝香或丁香缓解。

痰食壅塞胸中而厥逆的证治。 手足厥冷，从脉象方面辨证，如脉滑者，为里有热，用白虎汤；脉细欲绝者，为血虚有寒，用当归四逆汤；脉微欲绝者，为阴盛格[1]阳，用通脉四逆汤；厥逆无脉，干呕烦者，为阴阳格拒，用白通加猪胆汁汤。此处脉乍紧是胸中实邪阻滞，阳气不得四布所致，故适合用瓜蒂散涌吐。

【原文】病人手足厥冷，脉乍紧者，邪结在胸中，心下满而烦，饥不能食者，病在胸中，当须吐之，宜瓜蒂散。

【译文】患者出现手足厥冷，脉突然变紧的，这是邪气结滞在胸中的缘故，还会伴见胃脘满闷和心烦，虽有饥饿感但又不能进食等症状。病邪在胸中，应当用涌吐法治疗，适合用瓜蒂散。

瓜蒂散

【原文】瓜蒂　赤小豆

上二味，各等分，异捣筛，合内臼中，更治之，别以香豉一合，用热汤七合，煮作稀糜，去滓取汁，和散一钱匕，温顿服之。不吐者，少少加，得快吐乃止。诸亡血虚家，不可与瓜蒂散。

【译文】瓜蒂散由二味药组方，药的用量相等，分别捣细过筛，一同放入石臼中再混合研匀，另外取一合香豉，用七合热水把它煮成如稀烂的粥一样，去掉药渣，取药汤并和入一钱匕药散，趁温一次服下。服药后不出现呕吐的，可以渐渐增加药量，到出现畅快的呕吐后就停止用药。凡是有失血病史和身体虚弱的患者，不可以服用瓜蒂散。

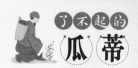

了不起的 **瓜蒂**

瓜蒂，别名瓜丁、苦丁香，味苦，性寒，有毒，入胃经，具有吐风痰宿食、泻水湿停饮的功效，主治痰涎宿食、壅塞上脘、胸中痞硬、风痰癫痫、湿热黄疸、四肢浮肿、鼻塞、喉痹等症。体虚、失血及上部无实邪者忌服。

①格：格拒之意，指抵抗、争斗。

【原文】伤寒厥而心下悸，宜先治水，当服茯苓甘草汤，却治其厥。不尔，水渍入胃，必作利也。

【译文】伤寒病，见手足厥冷和胃脘悸动的，是水饮所致，应首先治疗水饮，宜服用茯苓甘草汤，然后再去治疗手足厥冷。不然，水邪浸入胃肠，多会导致下利。

茯苓甘草汤

【原文】茯苓二两　甘草一两，炙　生姜三两，切　桂枝二两，去皮
上四味，以水四升，煮取二升，去滓，分温三服。

【译文】茯苓甘草汤由四味药组方。用四升水，煮至留取二升，去掉药渣，分三次温服。

【原文】伤寒六七日，大下后，寸脉沉而迟，手足厥逆，下部脉不至，喉咽不利，唾脓血，泄利不止者，为难治，麻黄升麻汤主之。

【译文】伤寒病六七天，用峻下药以后，寸脉沉而迟，手足厥逆发冷，尺部的脉摸不到，咽喉吞咽困难，唾脓血，下利不停的，即为难治之证，用麻黄升麻汤主治。

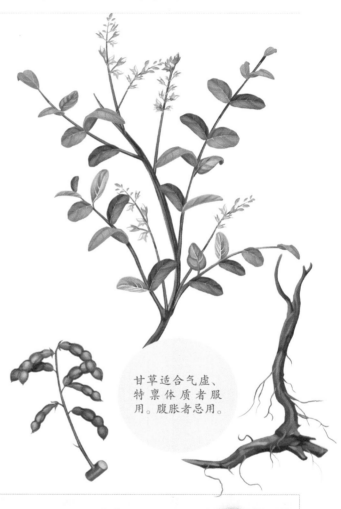

甘草适合气虚、特禀体质者服用。腹胀者忌用。

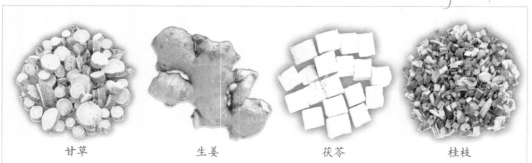

甘草　　　生姜　　　茯苓　　　桂枝

麻黄升麻汤

【原文】麻黄二两半，去节　升麻一两一分　当归一两一分　知母十八铢　黄芩十八铢　葳蕤①十八铢，一作菖蒲　芍药六铢　天门冬六铢，去心　桂枝六铢，去皮　茯苓六铢　甘草六铢，炙　石膏六铢，碎，绵裹　白术六铢　干姜六铢

上十四味，以水一斗，先煮麻黄一两沸，去上沫，内诸药，煮取三升，去滓，分温三服。相去如炊三斗米顷令尽，汗出愈。

【译文】麻黄升麻汤由十四味药组方。用一斗水，先煮麻黄一二沸，去掉浮沫，加入其他药物，煮至留取三升，去掉药渣，分三次温服，在相隔如做熟三斗米饭的时间内，服完三次药，出汗以后病症就会痊愈。

【原文】伤寒四五日，腹中痛，若转气下趣②少腹者，此欲自利也。

【译文】伤寒病已经四五天，腹中疼痛，如果又出现了腹中有气转动下趋于小腹的，这是将要下利的先兆。

【原文】伤寒本自寒下，医复吐下之，寒格更逆吐下，若食入口即吐，干姜黄芩黄连人参汤主之。

【译文】伤寒病，本因虚寒而下利，医生反用涌吐法和攻下法治疗，以致中焦虚寒更甚，反而格热于上，造成呕吐、下利更加严重，如果是饮食入口随即就呕吐的，用干姜黄芩黄连人参汤主治。

麻黄升麻汤方解

本方主治邪热郁肺兼脾寒阳虚。麻黄、升麻升散解毒；黄芩、石膏清肺胃之邪热；桂枝、干姜通阳温中以祛寒；当归、芍药养血以和阴；知母、天冬、葳蕤滋阴降火以和阳；甘草、茯苓、白术健脾益气。

干姜黄芩黄连人参汤方解

本方主治胃热呕吐。方中干姜辛温散寒，解脾胃凝聚之阴寒，促脾为胃敷布津液；黄芩、黄连泻热燥湿，除胃中积热；人参扶助正气。四药合用，清上温下，调和脾胃。

干姜黄芩黄连人参汤

【原文】干姜　黄芩　黄连　人参各三两

上四味，以水六升，煮取二升，去滓，分温再服。

【译文】干姜黄芩黄连汤由四味药组方。用六升水，煮至留取二升，去掉药渣，分两次温服。

①葳蕤：指玉竹。
②趣：同"趋"。

【原文】下利，有微热而渴，脉弱者，今自愈。

下利，脉数，有微热汗出，今自愈，设复紧为未解。

下利，手足厥冷，无脉者，灸之不温，若脉不还，反微喘者，死。少阴负趺阳者，为顺也。

下利，寸脉反浮数，尺中自涩者，必清脓血。

下利清谷，不可攻表，汗出必胀满。

下利，脉沉弦者，下重也；脉大者，为未止；脉微弱数者，为欲自止，虽发热，不死。

下利，脉沉而迟，其人面少赤，身有微热，下利清谷者，必郁冒汗出而解，病人必微厥。所以然者，其面戴阳，下虚故也。

【译文】虚寒下利，出现轻微发热、口渴、脉象弱的，是病症将要自行痊愈的表现。虚寒下利，假如脉象由紧转数，轻微发热出汗，表示病症将要自行痊愈。假如脉又出现紧象，说明病症还没有解除。

下利、手足厥冷、摸不到脉搏，急用灸法以回阳复脉。假如手足仍不能转温，脉搏也没有恢复，反而又出现了微喘的，是死证。假如太溪脉跳动弱于趺阳脉的，是可治的顺证。

下利，尺脉涩，寸脉反见浮数的，多会出现便脓血。

下利完谷不化，不可以用发汗解表的方法去治疗；如果误用发汗，会导致腹中胀满的变证。

下利，脉沉弦的，会有下利而里急后重的感觉；脉大的，下利不会停止；脉微弱又数的，是下利将要停止，此时虽有发热，也不是死证。

下利，脉沉迟的，患者面部稍稍发红，身体轻微发热，泻下的是稀冷不消化的食物，多会见头目昏蒙，随后汗出而病症得到解除，患者也多会出现轻度的手足厥冷。之所以这样，是因为患者虚阳上浮，下焦阳虚阴盛。

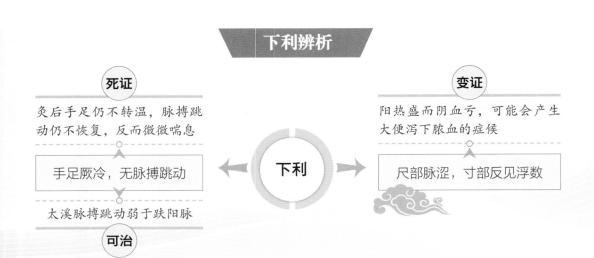

下利辨析

死证
灸后手足仍不转温，脉搏跳动仍不恢复，反而微微喘息

手足厥冷，无脉搏跳动

太溪脉搏跳动弱于趺阳脉

可治

下利

变证
阳热盛而阴血亏，可能会产生大便泻下脓血的症候

尺部脉涩，寸部反见浮数

下利的死证

下利
死证

灸后手足仍厥
冷，无脉搏，
反而微喘

一昼夜，脉搏
仍微弱至极

一天下利十多
次，脉反实

【原文】下利，脉数而渴者，今自愈。
设不差，必清脓血，以有热故也。

下利后脉绝，手足厥冷，晬时脉还，
手足温者生，脉不还者死。

伤寒下利，日十余行，脉反实者死。

【译文】虚寒下利，脉见数象、口渴
的，将会自行痊愈。假如不能痊愈，
多会出现便脓血，这是因为邪热有余。

下利后，脉搏微弱至极，手足厥
冷的，经过一昼夜，脉搏能恢复，手
足可以转温，就可以生还。如果脉搏
不能恢复，就属死证。

伤寒病见虚寒下利，一天十多次，
脉象反而是实脉的，是死证。

【原文】下利清谷，里寒外热，汗出而厥者，
通脉四逆汤主之。

【译文】症见下利完谷不化，里有寒外有
热，又见汗出和四肢厥冷的，应当用通脉四
逆汤治疗。

通脉四逆汤

【原文】甘草二两，炙　附子大者一枚，生，去皮，
破八片　干姜三两，强人可四两

上三味，以水三升，煮取一升二合，去滓，
分温再服，其脉即出者愈。

【译文】通脉四逆汤由三味药组方。用三
升水，煮至留取一升二合，去掉药渣，分
两次温服。如果患者的脉搏随后就可以恢
复，说明病症即将痊愈了。

【原文】 热利下重者，白头翁汤主之。

【译文】 湿热痢疾，里急后重的，用白头翁汤主治。

白头翁汤

【原文】 白头翁二两　黄柏三两　黄连三两　秦皮三两

　　上四味，以水七升，煮取二升，去滓，温服一升，不愈，更服一升。

【译文】 白头翁汤由四味药组方。用七升水，煮至留取二升，去掉药渣，温服一升，如果不愈，再服一升。

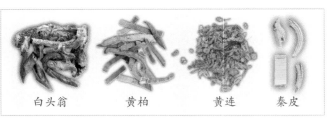

白头翁　　黄柏　　黄连　　秦皮

【原文】 下利腹胀满，身体疼痛者，先温其里，乃攻其表，温里宜四逆汤，攻表宜桂枝汤。

【译文】 下利，兼见腹中胀满、身体疼痛的，应当先温里然后再解表。温里适合用四逆汤，解表适合用桂枝汤。

桂枝汤

【原文】 桂枝三两，去皮　芍药三两　甘草二两，炙　生姜三两，切　大枣十二枚，擘

　　上五味，以水七升，煮取三升，去滓，温服一升，须臾，啜热稀粥一升，以助药力。

【译文】 桂枝汤由五味药组方。用七升水煮取三升，去渣，温服一升，再喝一升热稀粥，以助药力发汗。

【原文】 下利欲饮水者，以有热故也，白头翁汤主之。

【译文】 下利，想要喝水的，是因为有热，应当用白头翁汤主治。

---

①热毒血痢：指由湿热之邪蕴结肠道，气血壅滞所致的痢疾。

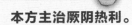

白头翁汤方解

本方主治厥阴热利。

白头翁清热解毒、凉血止痢；黄连清热解毒、燥湿厚肠；黄柏泻下焦湿热；秦皮苦寒性涩，收敛作用强。四药并用，为热毒血痢①之良方。

白头翁适合湿热、痰湿、血瘀、气郁体质者服用。虚寒泻痢者忌服。

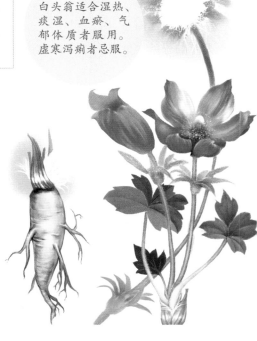

【原文】下利谵语者，有燥屎也，宜小承气汤。

【译文】下利同时伴有谵语的，是有燥屎的缘故，适合用小承气汤治疗。

小承气汤

【原文】大黄四两，酒洗　枳实三枚，炙　厚朴二两，去皮，炙

上三味，以水四升，煮取一升二合，去滓，分二服。初一服谵语止，若更衣者，停后服。不尔尽服之。

【译文】小承气汤由三味药组方。用四升水，煮至留取一升二合，去掉药渣，分作两次服。第一次服药以后如果谵语停止，或者药后即解大便的，就停止服后面的药。如果不是这样，就把药服完。

【原文】下利后更烦，按之心下濡者，为虚烦也，宜栀子豉汤。

【译文】下利以后心烦更严重，按压胃脘感觉柔软的，这是虚烦证，适合用栀子豉汤。

栀子豉汤

【原文】肥栀子十四个，擘　香豉四合，绵裹

上二味，以水四升，先煮栀子，取二升半，内豉，更煮取一升半，去滓，分再服。一服得吐，止后服。

【译文】栀子豉汤由二味药组方。用四升水，先煮栀子，煮至留取二升半，加入香豉，再煮至留取一升半，去掉药渣，分两次服。服一次药出现呕吐的，就停服后面的药。

评析　**小承气汤服用注意事项。**

对于腹胀、便秘、肠鸣、肠热等脏实证的患者来说，服用小承气汤很合适。但是对气虚寒性下利、气虚寒性便秘，甚至因水肿而致水气虚寒者不宜用。

【原文】呕家有痈脓者，不可治呕，脓尽自愈。

呕而脉弱，小便复利，身有微热，见厥者难治，四逆汤主之。

【译文】经常呕吐的患者，如果是体内有痈脓引起的，不可以见呕止呕，要等到脓排干净，呕吐自然会痊愈。

呕吐见脉弱，小便反而通利，身体有轻微发热，假如见到手足厥冷的，就比较难治，应用四逆汤主治。

【原文】干呕吐涎沫，头痛者，吴茱萸汤主之。

【译文】干呕，口吐涎沫和头痛的，应用吴茱萸汤主治。

吴茱萸汤

【原文】吴茱萸一升，汤洗七遍　人参三两　大枣十二枚，擘　生姜六两，切片

上四味，以水七升，煮取二升，去滓，温服七合，日三服。

【译文】吴茱萸汤由四味药组方。用七升水，煮至留取二升，去掉药渣，每次温服七合，一天服三次。

【原文】呕而发热者，小柴胡汤主之。

【译文】呕吐兼有发热的，应当用小柴胡汤主治。

小柴胡汤

【原文】柴胡八两　黄芩三两　人参三两　甘草三两，炙　生姜三两，切片　半夏半升，洗　大枣十二枚，擘

上七味，以水一斗二升，煮取六升，去滓，更煎取三升，温服一升，日三服。

【译文】小柴胡汤由七味药组方。以一斗二升水，煮至留取六升，去掉药渣，再煎煮浓缩至三升，每次温服一升，一天服三次。

评析

辨哕证虚实。伤寒经峻吐、峻下后，正气大伤，身体极度虚弱。几经误治，胃中虚寒，气逆不降，因得哕，这是虚寒致哕。哕而腹满，则为实证，实邪阻滞，气机壅塞则腹满；气机不利，胃气上逆则呃逆。

【原文】伤寒大吐大下之，极虚，复极汗者，其人外气怫郁，复与之水，以发其汗，因得哕，所以然者，胃中寒冷故也。

伤寒哕而腹满，视其前后，知何部不利，利之即愈。

【译文】伤寒病，峻吐、峻下以后，正气极其虚弱，再发大汗，但患者表气仍有郁遏，又饮大量的水试图发汗，因而就导致了呃逆。之所以会这样，是因为胃中寒冷。

伤寒病，呃逆而腹部胀满的，应先观察患者的大小便情况，判断是哪一方面不通利，从而采取不同措施，待大小便通畅后，病就好了。

呕哕辨治

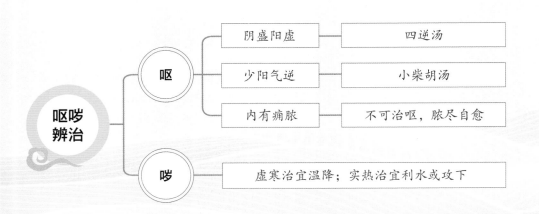

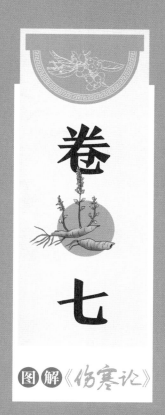

卷

七

图解《伤寒论》

辨霍乱病脉证并治第十三

【原文】问曰：病有霍乱者何？答曰：呕吐而利，此名霍乱。

问曰：病发热头痛，身疼恶寒，吐利者，此属何病？答曰：此名霍乱。霍乱自吐下，又利止，复更发热也。

伤寒，其脉微涩者，本是霍乱，今是伤寒，却四五日，至阴经上，转入阴必利，本呕下利者，不可治也。欲似大便，而反矢气，仍不利者，此属阳明也，便必硬，十三日愈，所以然者，经尽故也。下利后当便硬，硬则能食者愈。今反不能食，到后经中，颇能食，复过一经能食，过之一日当愈，不愈者，不属阳明也。

【译文】问：霍乱病是什么？答：主要表现为呕吐伴见下利，这就叫作"霍乱病"。

问：患者出现了发热、头痛、身体疼痛、恶寒、呕吐和下利等症状的，这属于什么病？答：这叫作"霍乱病"，霍乱病有自发性的呕吐和下利的，也有在呕吐、下利停止以后，再次出现发热的。

伤寒病，脉象微涩的，这是由于原先患过霍乱病，现在患的是伤寒。四五天以后，邪气由阳经传入阴经，会出现下利，假如起病初期就有呕吐和下利，不能按伤寒病论治。患者自觉想大便，可是只放屁，大便解不出的，这说明病已转为阳明病，大便必硬，过十三天应当痊愈。之所以这样，是因为邪气在本经的自然病程已经结束了。下利以后，应当出现大便坚硬，大便坚硬又见食欲好转的，病症就能痊愈。现在反而不能进食，等到后一阶段的病程时，稍稍能进食，病程再过一阶段，能正常进食，这样再过一天，病症就应当痊愈。如果到时不痊愈，就不属于阳明病了。

伤寒病的病情发展

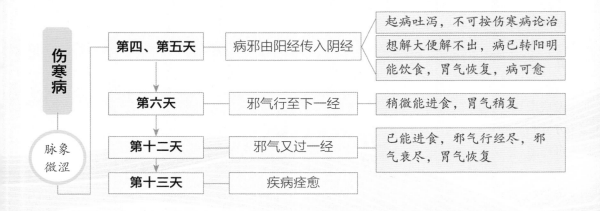

【原文】恶寒脉微而复利，利止亡血^①也，四逆加人参汤主之。

【译文】恶寒，脉象微弱而又下利，由于津液内竭而导致下利停止的，用四逆加人参汤主治。

四逆加人参汤

【原文】甘草二两，炙　附子一枚，生，去皮，破八片　干姜一两半　人参一两

上四味，以水三升，煮取一升二合，去滓，分温再服。

【译文】四逆加人参汤由四味药组方。用三升水，煮至留取一升二合，去掉药渣，分两次温服。

【原文】霍乱，头痛发热，身疼痛，热多欲饮水者，五苓散主之；寒多不用水者，理中丸主之。

【译文】霍乱病，头痛发热、身体疼痛，如果热盛且想喝水的，用五苓散主治；如果寒象多不想喝水的，用理中丸主治。

五苓散

【原文】猪苓，去皮　白术　茯苓各十八铢　桂枝半两，去皮　泽泻一两六铢

上五味，为散，更治之，白饮和服方寸匕，日三服，多饮暖水，汗出愈。

【译文】五苓散由五味药组方。捣成细末状做成散剂，再混合研匀，每次用米汤冲服一方寸匕，每天服三次。要多喝热水，出汗就可痊愈。

①此处的"亡血"为"亡津液"之意。

四逆加人参汤方解

本方主治霍乱阳虚液亡。方用四逆汤温补脾肾，回阳救逆，加人参大补元气，固脱生津，以化生阴血。

理中丸方解

本方主治太阴病。干姜温中焦脾胃，助阳祛寒；人参益气健脾；白术健脾燥湿；甘草益气和中。

理中丸

【原文】人参　干姜　甘草炙　白术各三两

上四味，捣筛，蜜和为丸，如鸡子黄许大。以沸汤数合，和一丸，研碎，温服之，日三四，夜二服。腹中未热，益至三四丸，然不及汤。汤法，以四物依两数切，用水八升，煮取三升，去滓，温服一升，日三服。若脐上筑者，肾气动也，去术，加桂四两；吐多者，去术，加生姜三两；下多者，还用术；悸者，加茯苓二两；渴欲得水者，加术，足前成四两半；腹中痛者，加人参，足前成四两半；寒者，加干姜，足前成四两半；腹满者，去术，加附子一枚。服汤后如食顷，饮热粥一升许，微自温，勿发揭衣被。

【译文】理中丸由四味药组方。四味药材捣细过筛，用蜂蜜调和做成丸剂，每丸像鸡蛋黄大小。用数合开水，和一粒丸药，研碎，趁温服下，白天服三四次，夜间服两次。服药后如果腹中没感觉热，再增至三四丸，但仍然不如汤剂的作用大。做汤剂的方法是，把四味药物按照原剂量切碎，用八升水，煮至留取三升，去掉药渣，每次温服一升，一天服三次。如果脐上悸动，便是肾气上逆，去白术，加四两桂枝；如果呕吐厉害，去白术，加三两生姜；如果下利较严重，仍用白术；如果心悸，加二两茯苓；如果口渴想喝水，加白术，补足药量到四两半；如果腹中疼痛，加人参，补足药量到四两半；如果寒象较重的，加干姜，补足药量到四两半；如果伴见腹中胀满的，去掉白术，加一枚附子。服汤药后大约一顿饭的工夫，喝热粥一升左右，注意保暖，不要脱衣服掀被。

【原文】吐利止，而身痛不休者，当消息和解其外，宜桂枝汤小和之。

【译文】呕吐、下利停止，身体仍疼痛不休的，应当斟酌使用解表的方法，适合用桂枝汤稍微调和一下。

桂枝汤

【原文】桂枝三两，去皮　芍药三两　生姜三两　甘草二两，炙　大枣十二枚，擘

上五味，以水七升，煮取三升，去滓，温服一升。

【译文】桂枝汤由五味药组方。用七升水煮取三升，去渣，温服一升。

【原文】吐利汗出，发热恶寒，四肢拘急，手足厥冷者，四逆汤主之。

【译文】出现呕吐、下利、出汗、发热、恶寒、四肢拘紧痉挛、手足厥冷的，用四逆汤主治。

四逆汤

【原文】甘草二两，炙　干姜一两半　附子一枚，生，去皮，破八片

上三味，以水三升，煮取一升二合，去滓，分温再服。强人可大附子一枚，干姜三两。

【译文】四逆汤由三味药组方。用三升水，煎煮成一升二合，去掉药渣，分两次温服。身体强壮的可用大附子一枚，干姜三两。

【原文】既吐且利，小便复利，而大汗出，下利清谷，内寒外热，脉微欲绝者，四逆汤主之。

【译文】呕吐、下利交作，小便反而通畅，大汗淋漓，所泻之物完谷不化，里真寒外假热，脉微欲绝，用四逆汤主治。

【原文】吐已下断，汗出而厥，四肢拘急不解，脉微欲绝者，通脉四逆加猪胆汤主之。

【译文】呕吐、下利都已停止，但仍见汗出和手足厥冷，四肢拘挛不能缓解，脉象微弱欲绝的，用通脉四逆加猪胆汤主治。

通脉四逆加猪胆汤

【原文】甘草二两，炙　干姜三两，强人可四两　附子大者一枚，生，去皮，破八片　猪胆汁半合

上四味，以水三升，煮取一升二合，去滓，内猪胆汁，分温再服，其脉即来。无猪胆，以羊胆代之。

【译文】通脉四逆加猪胆汤由四味药组方。用三升水，煮至留取一升二合，去掉药渣，加入猪胆汁，分两次温服。药后患者的脉搏就可以恢复。如果没有猪胆汁，可以用羊胆汁来代替。

【原文】吐利发汗，脉平，小烦者，以新虚不胜谷气故也。

【译文】呕吐、下利、汗出以后，脉象已经平和，只是还有轻微的心烦，这是因为疾病刚好，胃气还比较虚弱，不能正常消化食物而致。

通脉四逆加猪胆汤方解

本方主治霍乱阳亡阴竭。本方是通脉四逆汤加猪胆汁组成。方用通脉四逆汤速破内在之阴寒，急回欲脱之浮阳；猪胆汁苦寒质润，既益阴滋液，补已竭之阴，又润燥相济。方后云"无猪胆，以羊胆代之"，羊胆汁与猪胆汁性味相似，故可代替。

评析

通脉四逆加猪胆汤证评析。呕吐、下利停止，若肢温脉复，则是阳回佳兆；现汗出、厥冷依然，四肢拘急不解，而且脉微欲绝，可见不是阳气恢复，而是阳亡液竭的危候，故宜急用通脉四逆汤以回阳，加猪胆汁以益阴，且防其格拒。

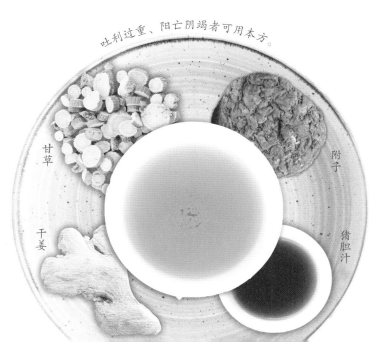

吐利过重、阳亡阴竭者可用本方。

甘草

干姜

附子

猪胆汁

辨阴阳易差后劳复①病脉证并治第十四

【原文】伤寒阴阳易之为病，其人身体重，少气，少腹里急，或引阴中拘挛，热上冲胸，头重不欲举，眼中生花，膝胫拘急者，烧裈散主之。

【译文】伤寒阴阳易这种病证的主要表现是，患者身体沉重、少气、小腹部拘急，有的可牵引外阴出现拘急痉挛，自觉有热气从小腹向上直冲胸中，头部沉重、不愿抬头，眼睛视物昏花，双膝和小腿拘急痉挛等，应当用烧裈散主治。

烧裈散②

【原文】妇人中裈近隐处，取烧作灰。

　　上一味，水服方寸匕，日三服，小便即利，阴头微肿，此为愈矣。妇人病取男子裈烧服。

【译文】取妇人内裤近前阴处布料烧成灰。

　　烧裈散由一味药组方。用温水送服一方寸匕，一天服三次。药后如果小便随即通利，阴头轻微肿胀，这就痊愈了。女性患这种病，用男性的内裤烧灰服用。

烧裈散方解

本方主治伤寒阴阳易。

据古人介绍"裈"为男女裈裆，浊败之物也，烧灰用者，取其洁净而又有同气相求导邪外出之义。

评析

阴阳易这种病证，历来注家意见不统一。 一种认为是病后发生关系，男病传女，女病传男；另一种认为是女劳复，病后因交接而病复发，但因精气虚损，症状与原病不同。

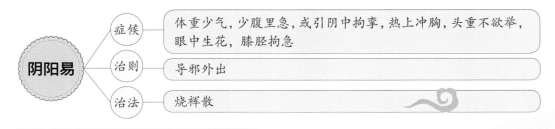

阴阳易辨析

阴阳易	症候	体重少气，少腹里急，或引阴中拘挛，热上冲胸，头重不欲举，眼中生花，膝胫拘急
	治则	导邪外出
	治法	烧裈散

①古人认为，若不因房事，而由于饮食起居失常，作劳伤正，疾病复发者，称为"差后劳复"。其中因劳而发者，称为"劳复"；因饮食调理不当而发者，称为"食复"。

②本方古人用于治疗伤寒阴阳易，仅供参考，治病具体用药谨遵医嘱。

【原文】大病差后，劳复者，枳实栀子豉汤主之。

【译文】重病刚好以后，因为劳神、劳力不当而造成疾病复发的，用枳实栀子豉汤治疗。

枳实栀子豉汤

【原文】枳实三枚，炙　栀子十四个，擘　香豉一升，绵裹

上三味，以清浆水七升，空煮取四升，内枳实、栀子，煮取二升，下豉，更煮五六沸，去滓，温分再服，覆令微似汗。若有宿食者，内大黄如博棋子五六枚，服之愈。

【译文】枳实栀子豉汤由三味药组方。先用七升淘米水，空煮至留取四升，加入枳实、栀子，煮至留取二升，再加入香豉煮五六沸，去掉药渣，分两次温服。盖棉被保暖，使患者微微出汗。如果有宿食内停的，加入五六块像围棋子大小的大黄，服后就会痊愈。

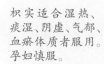

枳实栀子豉汤方解

本方主治疾病新愈，因劳累而又复发。 本方是栀子豉汤加枳实而成。枳实宽中行气，栀子清热除烦，香豉透邪散热。

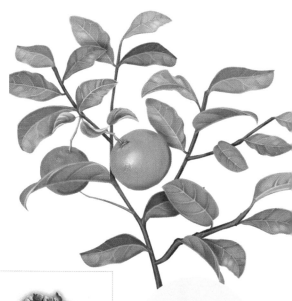

枳实适合湿热、痰湿、阴虚、气郁、血瘀体质者服用。孕妇慎服。

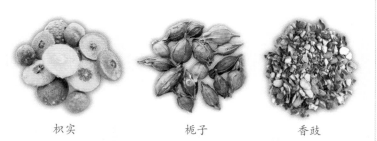

枳实　　栀子　　香豉

评析　　**大病新差劳复的治法。** 大病初愈，正气尚弱，阴阳未和，余热未清，脾胃未调，所以生活作息要规律，饮食也要有节制。如果这个时候不注意休息，反而过度劳累，可能让病情再次发作。此处所述劳复症候极为简单，需以方测证，此证之病机当属余热复聚，热郁胸膈，气机密塞，宜清热除烦，宽中行气。

【原文】伤寒差以后，更发热，小柴胡汤主之。脉浮者，以汗解之；脉沉实者，以下解之。

【译文】伤寒病愈以后，又出现了发热，应当用小柴胡汤治疗。如果脉见浮象的，应当用发汗法治疗；如果脉见沉实的，应当用攻下法治疗。

小柴胡汤

【原文】柴胡八两　人参二两　黄芩二两　甘草二两，炙　生姜二两　半夏半升，洗　大枣十二枚，擘

上七味，以水一斗二升，煮取六升，去滓，再煎取三升，温服一升，日三服。

【译文】小柴胡汤由七味药组方。用一斗二升水，煮至留取六升，去掉药渣，再煎煮浓缩至三升，每次温服一升，一天服三次。

牡蛎泽泻散方解

本方适用于伤寒病愈后腰以下有水肿者。牡蛎软坚行水；泽泻渗湿利水；蜀漆祛痰逐水；葶苈子宣肺泄水；商陆、海藻润下行水，以使水邪从小便排；栝楼根生津止渴，为本方之反佐，可使水去而津不伤。

评析

　　小柴胡汤服用注意事项。服用小柴胡汤后，一般是不汗出而病解，但也有药后得汗而愈者，这是正复邪去，胃气和降而致。若少阳证经误治损伤正气，或患者素体正气不足，服用本方，亦可见到先寒战后发热而汗出的"战汗"现象，此种情况虽属正盛邪却，但也应严密观察，防其虚脱。

　　上盛下虚或肝火偏盛者，用本方后若出现头晕目眩或齿龈出血等症状则不宜继续服用。

【原文】大病差后，从腰以下有水气者，牡蛎泽泻散主之。

【译文】重病痊愈以后，从腰部以下出现水肿的，应当用牡蛎泽泻散治疗。

牡蛎泽泻散

【原文】牡蛎熬　泽泻　蜀漆暖水洗，去腥　葶苈子熬　商陆根熬　海藻洗，去咸　栝楼根各等分

上七味，异捣，下筛为散，更于臼中治之。白饮和服方寸匕，日三服。小便利，止后服。

【译文】牡蛎泽泻散由七味药组方。七味药材分别捣细，过筛制成散剂，再放入石臼中混合研匀，用白米汤调和服用一方寸匕，一天服三次。小便畅利后，就停服后面的药。

【原文】 大病差后，喜唾，久不了了，胸上有寒，当以丸药温之，宜理中丸。

【译文】 重病刚好以后，患者口中频频吐唾沫，长久不见好转的，这是胸膈上有寒饮所造成的，应当用丸药来温化寒饮，适合用理中丸。

理中丸

【原文】 人参　白术　甘草炙　干姜各三两

上四味，捣筛，蜜和为丸，如鸡子黄许大，以沸汤数合，和一丸，研碎，温服之，日三服。

【译文】 理中丸由四味药组方。四味药材捣细过筛，用蜂蜜调和做成丸剂，每丸像鸡蛋黄大小，用数合开水，和一粒丸药，研碎，趁温服下，一天服三次。

【原文】 伤寒解后，虚羸少气，气逆欲吐，竹叶石膏汤主之。

【译文】 伤寒病愈以后，见身体虚弱消瘦，少气，并有气逆想呕吐的感觉，应当用竹叶石膏汤治疗。

竹叶石膏汤

【原文】 竹叶二把　石膏一斤　半夏半升，洗　麦门冬一升，去心　人参二两　甘草二两，炙　粳米半斤

上七味，以水一斗，煮取六升，去滓，内粳米，煮米熟，汤成去米，温服一升，日三服。

【译文】 竹叶石膏汤由七味药组方。用一斗水，煮至留取六升，去掉药渣，加入粳米，煮至粳米熟后，药汤即成，去掉粳米，每次温服一升，一天服三次。

【原文】 病人脉已解，而日暮微烦，以病新差，人强与谷，脾胃气尚弱，不能消谷，故令微烦，损谷则愈。

【译文】 患者的脉象已经平和，但在傍晚时出现轻度的烦躁，这是因为疾病刚好，家人过多地让患者进食，而患者的脾胃之气还比较虚弱，不能完全消化掉这些饮食，所以才导致了轻度的烦热，减少饮食后就会痊愈。

竹叶石膏汤方解

本方主治胃热津伤气逆。

竹叶、石膏清透气分余热，除烦止呕；人参配麦冬，补气、养阴、生津；半夏和胃降逆、止呕；甘草、粳米和脾养胃。

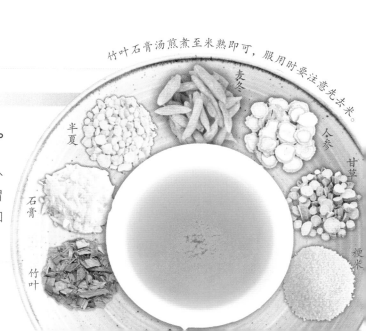

竹叶石膏汤煎煮至米熟即可，服用时要注意先去米。

附 录

　　《伤寒论》将发汗法、涌吐法、攻下法的内容依照不可与可的标准重新编集，列于书后。因内容大多重复，故本书采取思维导图的形式，将其中的非重复部分重点展现。又因"辨发汗吐下后病脉证并治"这一章节内容与前面全文重复，故不再收录。

发汗法的应用：辨不可发汗

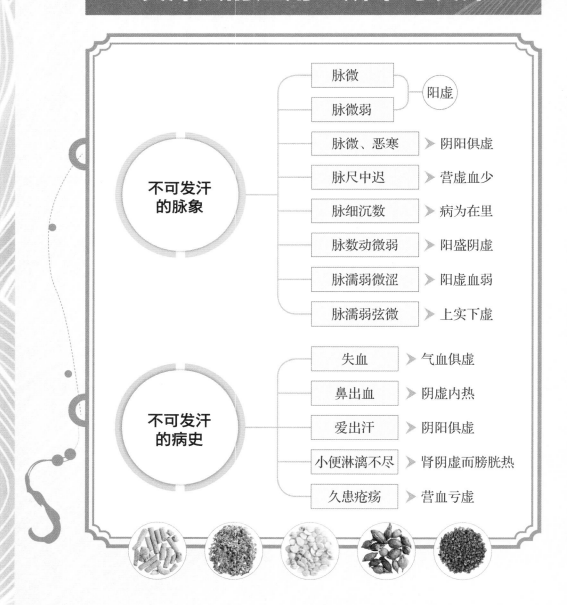

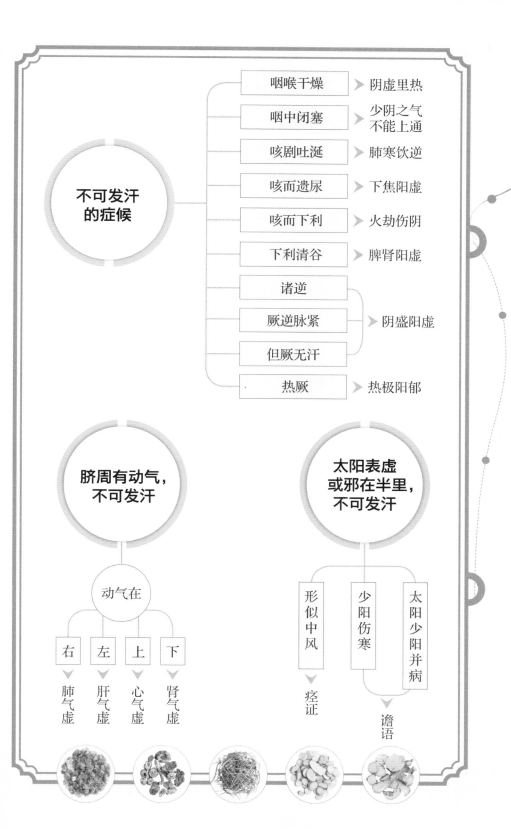

不可发汗
的症候

咽喉干燥 ➤ 阴虚里热

咽中闭塞 ➤ 少阴之气
不能上通

咳剧吐涎 ➤ 肺寒饮逆

咳而遗尿 ➤ 下焦阳虚

咳而下利 ➤ 火劫伤阴

下利清谷 ➤ 脾肾阳虚

诸逆

厥逆脉紧 ➤ 阴盛阳虚

但厥无汗

热厥 ➤ 热极阳郁

脐周有动气，
不可发汗

动气在

右　左　上　下

肺气虚　肝气虚　心气虚　肾气虚

太阳表虚
或邪在半里，
不可发汗

形似中风　少阳伤寒　太阳少阳并病

痉证

谵语

发汗法的应用：辨可发汗

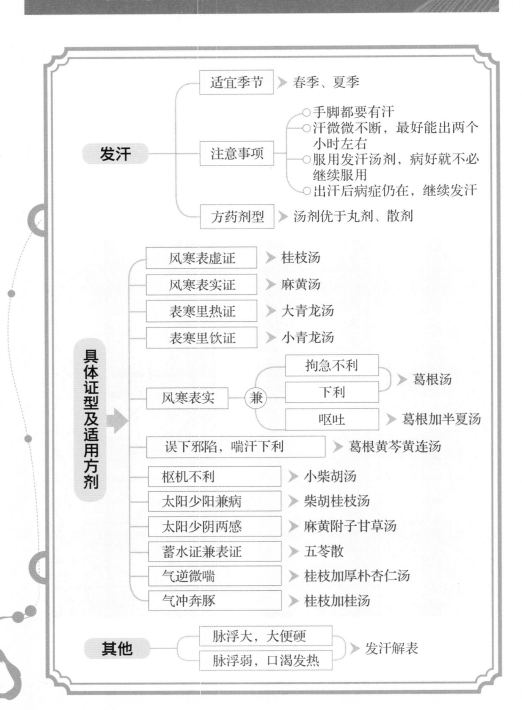

发汗
- 适宜季节 ▷ 春季、夏季
- 注意事项
  - ○ 手脚都要有汗
  - ○ 汗微微不断，最好能出两个小时左右
  - ○ 服用发汗汤剂，病好就不必继续服用
  - ○ 出汗后病症仍在，继续发汗
- 方药剂型 ▷ 汤剂优于丸剂、散剂

具体证型及适用方剂
- 风寒表虚证 ▷ 桂枝汤
- 风寒表实证 ▷ 麻黄汤
- 表寒里热证 ▷ 大青龙汤
- 表寒里饮证 ▷ 小青龙汤
- 风寒表实 兼
  - 拘急不利
  - 下利 ▷ 葛根汤
  - 呕吐 ▷ 葛根加半夏汤
- 误下邪陷，喘汗下利 ▷ 葛根黄芩黄连汤
- 枢机不利 ▷ 小柴胡汤
- 太阳少阳兼病 ▷ 柴胡桂枝汤
- 太阳少阴两感 ▷ 麻黄附子甘草汤
- 蓄水证兼表证 ▷ 五苓散
- 气逆微喘 ▷ 桂枝加厚朴杏仁汤
- 气冲奔豚 ▷ 桂枝加桂汤

其他
- 脉浮大，大便硬
- 脉浮弱，口渴发热
▷ 发汗解表

发汗后病脉证并治

若表未解，仍当解表

表虚
- 大汗出，脉洪大
- 初服桂枝汤，反烦不解，刺风池、风府
- 表解半日后又烦闷，脉浮数
> 桂枝汤

表实
- 表郁日久，服药微除 > 麻黄汤
- 寒热往来如疟，第二日再发 > 桂枝二麻黄一汤

过汗正伤，随证论治

卫阳虚 — 汗出不断、恶风、小便不通畅、四肢拘急 > 桂枝加附子汤

营血虚 — 身疼痛、脉沉迟 > 桂枝新加汤

心阳虚 — 心悸欲按，甚则耳聋 > 桂枝甘草汤

胃阳虚 — 水药不得入口，为逆　**兼**
- 虚烦 > 栀子豉汤
- 气短 > 栀子甘草豉汤
- 呕吐 > 栀子生姜豉汤

脾肾阳虚 — 出大汗、腹内拘急、厥利、四肢疼、恶寒 > 四逆汤

阴阳两虚
- 汗出、反恶寒 > 芍药甘草附子汤
- 厥逆、咽干、烦躁、呕吐、气逆、四肢拘急
  - 先复其阳 > 甘草干姜汤
  - 后复其阴 > 芍药甘草汤

亡阳谵语 ── 脉自短者死

脉自和者不死 ▷ 柴胡桂枝汤

脾虚气滞 ── 腹胀满 ▷ 朴姜半甘参汤

津液耗伤 ── 胃干、烦躁不得眠 ▷ 少少饮水，胃和则愈

微烦不了了 ▷ 小便本多，今少 ▷ 出大便不久则愈

硬便欲解难通 ▷ 蜜煎等外导

化热成实，宣、和、清、下

肺热壅闭 ── 汗出而喘、无大热 ▷ 麻黄杏仁甘草石膏汤 ─ 宣肺热

胆胃阻滞 ── 发热、心中痞硬、呕利 ▷ 大柴胡汤 ─ 和少阳

阳明热实 ── 无形热盛津伤 ▷ 大烦渴，脉洪大 ▷ 白虎加人参汤 ─ 清热

大肠有形热结 ── 无寒但热

蒸蒸发热 ▷ 调胃承气汤

腹满痛 ▷ 大承气汤 } 泻下

水气不化，散水利水

胃肠水食停滞 ── 胃脘痞、嗳气时有食物酸腐味、肠鸣下利 ▷ 生姜泻心汤

水饮射肺 ── 喘

水蓄津不上布 ── 小便不利、微热消渴、脉浮 ▷ 五苓散

胃有停水 ── 胃脘悸动、不渴 ▷ 茯苓甘草汤

下焦水气动逆 ── 脐下悸，欲作奔豚 ▷ 茯苓桂枝甘草大枣汤

肾阳虚，水气上犯 ── 心悸、头眩、筋肉自己跳动、身体摇动 ▷ 真武汤

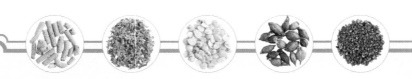

涌吐法的应用：辨不可吐

不可吐
- 膈上有寒饮而干呕者
- 四肢厥冷者
- 体虚正弱者

误吐变证 — 阳虚假热
- 内烦 ▶ 不恶寒，不欲近衣
- 胃阳虚躁 ▶ 不恶寒发热，关上脉细数

一二日吐之者，腹中饥，口不能食
轻

三四日吐之者，不喜糜粥，欲食冷食，朝食暮吐
重

涌吐法的应用：辨可吐

宜吐季节 ▶ 春季

涌吐原则 ▶ 病好了，就停服药剂

宜吐病机 ▶ 痰、食阻滞上脘

可吐症候
- 病如桂枝证，头不痛、项不强、寸脉微浮、胸中痞硬、气上冲喉咽不得息
- 胸中郁郁而痛，不能食，欲使人按之，反有涎唾，下利一天十多次，脉反迟，寸口脉微滑
- 饮食入口则吐，胃脘欲吐不吐
- 手足逆冷、脉乍结、胃脘满而烦、欲食不能食

攻下法的应用：辨不可下

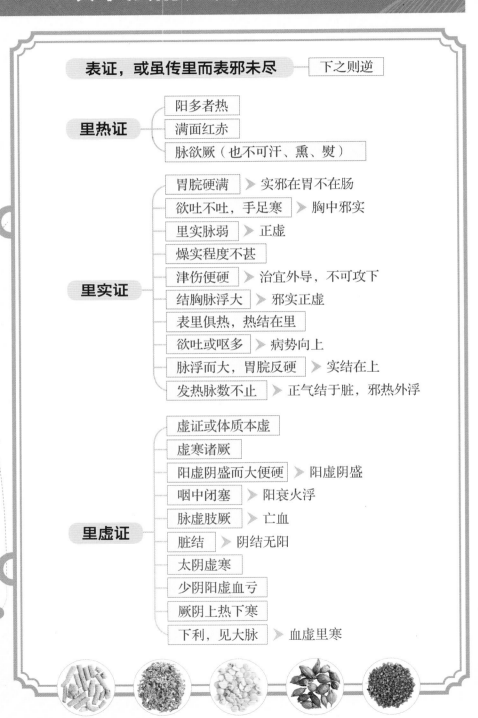

表证，或虽传里而表邪未尽 — 下之则逆

里热证
- 阳多者热
- 满面红赤
- 脉欲厥（也不可汗、熏、熨）

里实证
- 胃脘硬满 ▷ 实邪在胃不在肠
- 欲吐不吐，手足寒 ▷ 胸中邪实
- 里实脉弱 ▷ 正虚
- 燥实程度不甚
- 津伤便硬 ▷ 治宜外导，不可攻下
- 结胸脉浮大 ▷ 邪实正虚
- 表里俱热，热结在里
- 欲吐或呕多 ▷ 病势向上
- 脉浮而大，胃脘反硬 ▷ 实结在上
- 发热脉数不止 ▷ 正气结于脏，邪热外浮

里虚证
- 虚证或体质本虚
- 虚寒诸厥
- 阳虚阴盛而大便硬 ▷ 阳虚阴盛
- 咽中闭塞 ▷ 阳衰火浮
- 脉虚肢厥 ▷ 亡血
- 脏结 ▷ 阴结无阳
- 太阴虚寒
- 少阴阳虚血亏
- 厥阴上热下寒
- 下利，见大脉 ▷ 血虚里寒

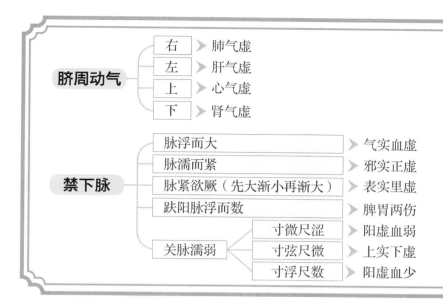

脐周动气
- 右 ▶ 肺气虚
- 左 ▶ 肝气虚
- 上 ▶ 心气虚
- 下 ▶ 肾气虚

禁下脉
- 脉浮而大 ▶ 气实血虚
- 脉濡而紧 ▶ 邪实正虚
- 脉紧欲厥（先大渐小再渐大） ▶ 表实里虚
- 趺阳脉浮而数 ▶ 脾胃两伤
- 关脉濡弱
  - 寸微尺涩 ▶ 阳虚血弱
  - 寸弦尺微 ▶ 上实下虚
  - 寸浮尺数 ▶ 阳虚血少

攻下法的应用：辨可下

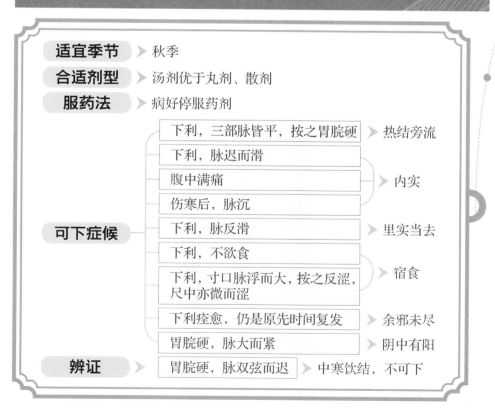

适宜季节 ▶ 秋季

合适剂型 ▶ 汤剂优于丸剂、散剂

服药法 ▶ 病好停服药剂

可下症候
- 下利，三部脉皆平，按之胃脘硬 ▶ 热结旁流
- 下利，脉迟而滑
- 腹中满痛 ▶ 内实
- 伤寒后，脉沉
- 下利，脉反滑 ▶ 里实当去
- 下利，不欲食
- 下利，寸口脉浮而大，按之反涩，尺中亦微而涩 ▶ 宿食
- 下利痊愈，仍是原先时间复发 ▶ 余邪未尽
- 胃脘硬，脉大而紧 ▶ 阴中有阳

辨证 ▶ 胃脘硬，脉双弦而迟 ▶ 中寒饮结，不可下

《伤寒论》后序①

夫治伤寒之法，历观诸家方书，得仲景之多者，惟孙思邈。犹曰："见大医疗伤寒，惟大青知母等诸冷物投之，殊与仲景本意相反。"又曰："寻方之大意，不过三种，一则桂枝，二则麻黄，三则青龙，凡疗伤寒，不出之也。"呜呼！是未知法之深者也。奈何仲景之意，治病发于阳者，以桂枝、生姜、大枣之类；发于阴者，以干姜、甘草、附子之类，非谓全用温热药，盖取《素问》辛甘发散之说。且风与寒，非辛甘不能发散之也。而又中风自汗用桂枝，伤寒无汗用麻黄，中风见寒脉、伤寒见风脉用青龙，若不知此，欲治伤寒者，是未得其门矣。然则此之三方，春冬所宜用之，若夏秋之时，病多中暍，当行白虎也。故《阴阳大论》云，脉盛身寒，得之伤寒，脉虚身热，得之伤暑。又云，五月六月，阳气已盛，为寒所折，病热则重。《别论》云，太阳中热，暍是也，其人汗出恶寒，身热而渴，白虎主之。若误服桂枝麻黄辈，未有不黄发斑出，脱血而得生者。此古人所未至，故附于卷之末云。

---

①这篇后序首先介绍了后世医家中唯有孙思邈能领悟张仲景学术的精髓，批评了其他医者的错误看法，接着说明了张仲景治疗疾病的原则和适用汤剂，最后点明写这篇序的目的是因为有一些问题后世医家没有提到，才写后序进行补充说明。